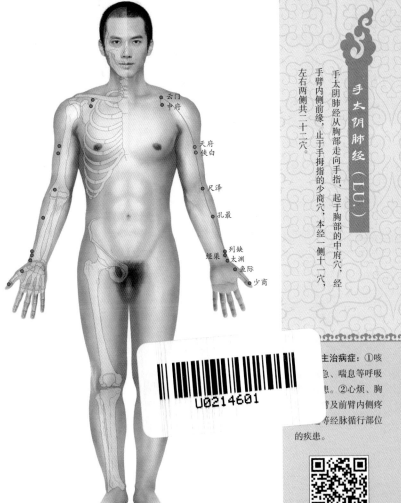

云门
中府
天府
侠白
尺泽
孔最
经渠
列缺
太渊
鱼际
少商

手太阴肺经（LU.）

手太阴肺经从胸部走向手指，起于胸部的中府穴，经手臂内侧前缘，止于手拇指的少商穴，本经一侧十一穴，左右两侧共二十二穴。

主治病症：①咳嗽、气急、喘息等呼吸系统疾患。②心烦、胸满、上臂及前臂内侧疼痛、麻木等经脉循行部位的疾患。

1

手阳明大肠经（LI）

手阳明大肠经起于食指末端的商阳穴，沿手臂外侧经过肩头，止于脸部鼻子旁的迎香穴。本经一侧二十六，左右两侧共四十六。

大肠经主治病症：①目赤、咽喉肿痛、齿痛、口㖞、耳鸣耳聋等头面五官疾患。②中暑、发热等热病。③腹痛、腹泻、便秘等肠胃病。④上臂部疼痛等经脉循行部位的疾患。

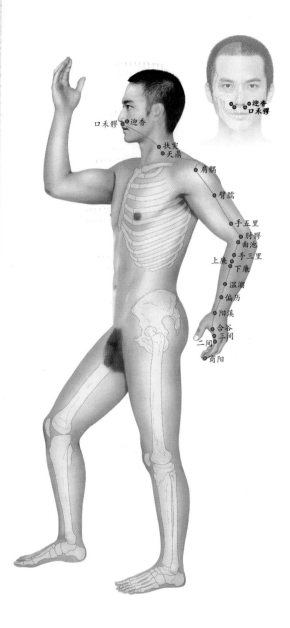

口禾髎　迎香

扶突
天鼎

肩髃

臂臑

手五里
肘髎
曲池
上廉　手三里
下廉
温溜
偏历
阳溪
合谷
三间
二间
商阳

迎香
口禾髎

2

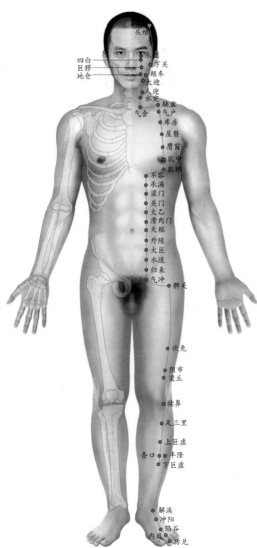

头维
承泣
下关
四白
巨髎
地仓
颊车
大迎
人迎
水突
缺盆
气舍
气户
库房
屋翳
膺窗
乳中
乳根
不容
承满
梁门
关门
乙门
太乙
滑肉门
天枢
外陵
大巨
水道
归来
气冲
髀关
伏兔
阴市
梁丘
犊鼻
足三里
上巨虚
条口
丰隆
下巨虚
解溪
冲阳
陷谷
内庭
厉兑

足阳明胃经（ST.）

足阳明胃经起于头部眼睛下方的承泣穴，往下经过胸部、腹部、下肢外侧前缘达到脚背，止于第二趾外侧的厉兑穴。本经一侧四十五穴，左右两侧共九十穴。

●**胃经主治病症：**①呕吐、腹胀、腹痛、水肿、食欲不振等肠胃疾患。②目赤、咽喉肿痛、齿痛、口㖞、耳鸣耳聋等头面五官疾患。③昏厥（昏迷）、癫狂、中风等神经精神系统疾患。④咳嗽、气喘、膝关节肿痛等经脉循行部位的疾患。

　　本经部分腧穴有强身健体的作用，常用于日常保健。

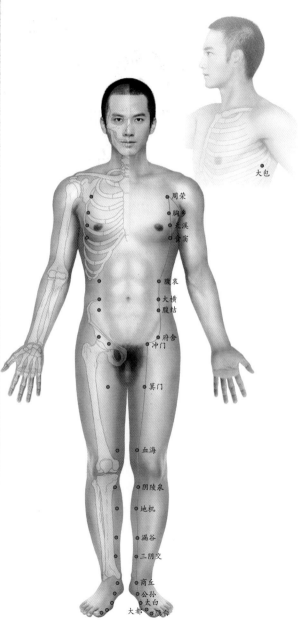

足太阴脾经（SP.）

足太阴脾经起于足大趾内侧隐白穴，经过腿部内侧，止于胸部的大包穴。本经一侧二十一穴，左右两侧共四十二穴。

脾经主治病症：①腹胀、腹痛、泄泻、便秘等消化系统疾患。②咳喘、胸胁胀痛、腰腿痛等经脉循行部位的疾患。

本经腧穴还可治疗月经不调、痛经、带下病、崩漏、不孕等妇科疾病。

大包

周荣
胸乡
天溪
食窦

腹哀
大横
腹结
府舍
冲门

箕门

血海

阴陵泉
地机
漏谷
三阴交
商丘
公孙
太白
大都
隐白

4

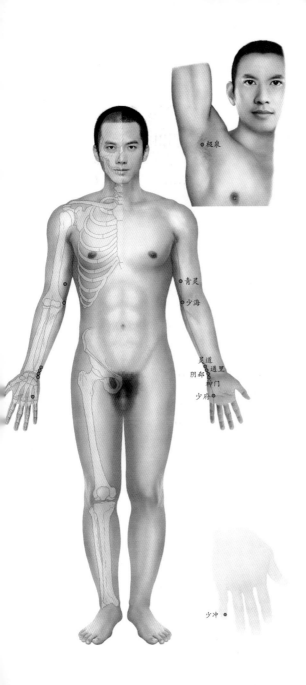

●极泉

●青灵
●少海

灵道
阴郄 通里
　 　神门
少府●

少冲 ●

手少阴心经起于腋窝中央的极泉穴，沿手臂内侧走行，止于手小指内侧的少冲穴。本经一侧九穴，左右两侧共十八穴。

●心经主治病症：①心烦、胸闷、心悸、心痛等心胸疾患。②前臂痛、肘部痛等经脉循行经过部位的疾患。

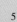

手太阳小肠经（SI）

手太阳小肠经起于手小指少泽穴，从手臂外侧循行至肩颈部，止于耳朵的听宫穴。本经一侧十九穴，左右两侧共三十八穴。

●小肠经主治病症：①头痛、目翳（眼内生遮蔽视线的目障）、咽喉肿痛、耳鸣耳聋、口喎等头面五官疾患。②热病以及癫狂等精神疾患。③腕臂痛、头项强痛、腰背痛等经脉循行部位的疾患。

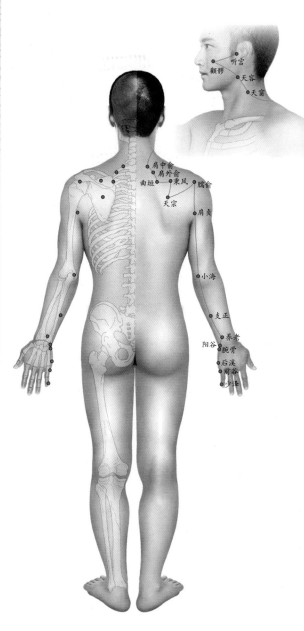

颧髎　听宫　天容　天窗

肩中俞　肩外俞　曲垣　秉风　臑俞　天宗　肩贞　小海　支正　养老　阳谷　腕骨　后溪　前谷　少泽

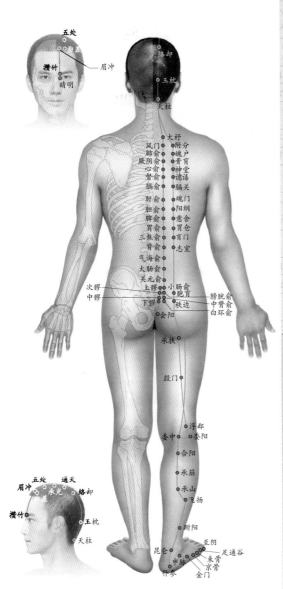

足
太
阳
膀
胱
经
（
BL.
）

足太阳膀胱经起于眼睛内侧的睛明穴，经头顶、颈椎、背部、下肢后面至足小趾外侧的至阴穴。本经一侧六十七穴，左右两侧共一百三十四穴。

●膀胱经主治病症：①头痛、口喎、眼睑瞤动、眉棱骨痛等头面五官疾患。②癫痫、失眠等神经精神系统疾患。③颈、背、腰、下肢疾患。④位于背部两条侧线的背俞穴主治其相应的脏腑疾患和有关的组织器官病症。

本经部分腧穴有强身健体作用，可用于日常保健。

7

足少阴肾经（KI）

足少阴肾经起于脚掌心的涌泉穴，经腿部内侧上达胸前的俞府穴。本经一侧二十七穴，左右两侧共五十四穴。

●肾经主治病症：①遗精、阳痿、小便不利、不育等泌尿生殖系统疾患。②癫狂、失眠、眩晕等神经精神系统疾患。③大腿内后侧痛、腰部痛、咽喉肿痛等经脉循行经过部位的疾患。

本经腧穴还可治疗月经不调、痛经、不孕等妇科疾患。

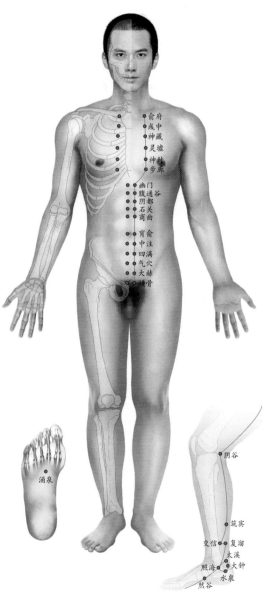

俞府 中藏
或中 神藏
灵墟 神封
步廊

幽门 通谷
腹都 阴都
阴石 关门
商曲

肓俞
中注
四满
气穴
大赫
横骨

涌泉

阴谷

筑宾
交信 复溜
太溪
照海 大钟
水泉
然谷

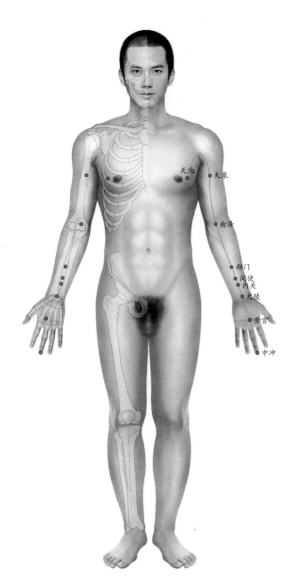

天池　天泉

曲泽

郄门
间使　内关
大陵
劳宫

中冲

手厥阴心包经起于乳房外侧的天池穴，经手臂内侧，止于手中指的中冲穴。本经一侧九穴，左右两侧共十八穴。

●心包经主治病症：①心烦、胸闷、心悸、心痛等心胸疾患。②前臂痛、肘部痛等经脉循行经过部位的疾患。

手少阳三焦经（TE.）

手少阳三焦经起于无名指外侧的关冲穴，经手臂外侧、耳后，止于眉梢的丝竹空穴。本经一侧二十三穴，左右两侧共四十六穴。

●三焦经主治病症：①头痛、耳鸣、耳聋、咽喉肿痛、面颊肿、眼睑眴动等头面五官疾患。②手指屈伸不利、肘臂痛等经脉循行经过部位的疾患。

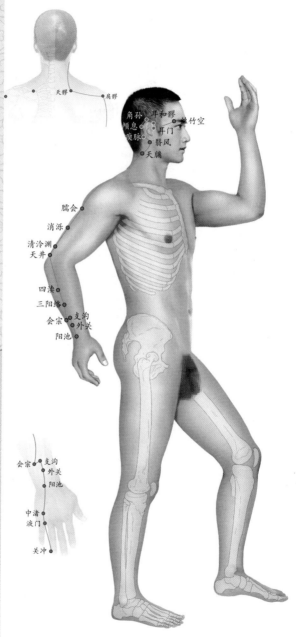

天髎　肩髎
角孙　耳和髎
颅息　耳门　丝竹空
瘈脉　翳风
天牖
臑会
消泺
清泠渊
天井
四渎
三阳络
会宗　支沟　外关
阳池

会宗　支沟　外关
阳池
中渚　液门
关冲

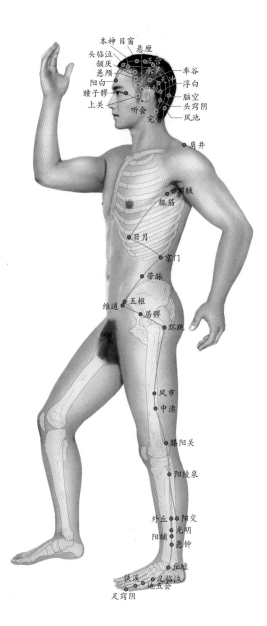

本神 目窗 悬厘
头临泣 　正营 率谷
颔厌 　承灵　天冲 浮白
悬颅 脑空
阳白 头窍阴
瞳子髎 风池
上关 完骨
听会

肩井

渊腋
辄筋

日月

京门

带脉

维道 五枢
居髎
环跳

风市

中渎

膝阳关

阳陵泉

外丘 阳交
阳辅 光明
悬钟

丘墟

侠溪 足临泣
地五会
足窍阴

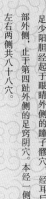

足少阳胆经（GB.）

足少阳胆经起于眼睛外侧的瞳子髎穴，经耳后、颈、腿部外侧，止于第四趾外侧的足窍阴穴。本经一侧四十四穴，左右两侧共八十八穴。

●胆经主治病症：①头痛、耳鸣、耳聋、咽喉肿痛、眼睑眴动、鼻塞等头面五官疾患。②眩晕、小儿惊痫、中风昏迷等神经精神系统疾患。③疝气、黄疸等肝胆病。④颈项强痛、胸胁胀痛、下肢痿痹等经脉循行经过部位的疾患。

足厥阴肝经起于足大趾外侧的大敦穴，沿腿部内侧往上，经腹部，止于乳房下方的期门穴。本经一侧十四穴，左右两侧共二十八穴。

●肝经主治病症：①偏头痛、咽喉肿痛、面颊肿、眼睑瞤动等头面五官疾患。②郁闷、急躁易怒等不良情绪。③中风、癫痫等神经系统疾患。④少腹、前阴疼痛等经脉循行经过部位的疾患。

本经腧穴还可治疗月经不调、崩漏、带下病等妇科疾患。

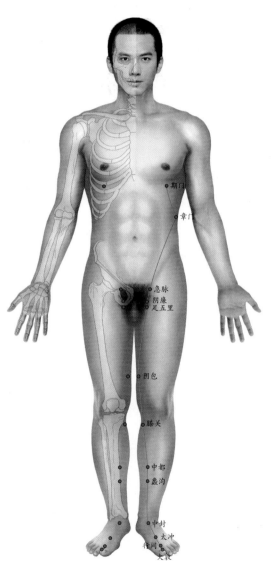

期门
章门
急脉
阴廉
足五里
阴包
膝关
中都
蠡沟
中封
太冲
行间
大敦

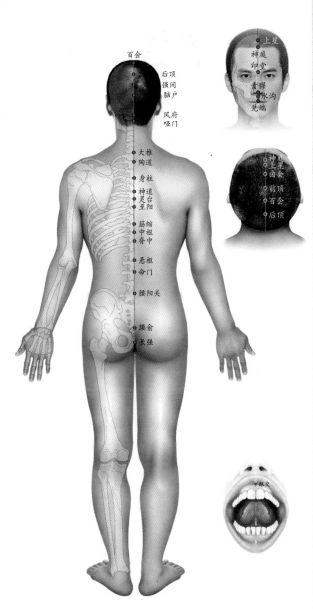

百会
后顶
间
强
脑户
风府
哑门
大椎
陶道
身柱
神道
灵台
至阳
筋缩
中枢
脊中
悬枢
命门
腰阳关
腰俞
长强

上星
神庭
印堂
素髎
水沟
兑端

庭星会
神上囟
上囟
前顶
百会
后顶

龈交

督脉 (GV.)

督脉起于腹部内，下出于会阴部，向后行于脊柱内部，上至头顶，沿前额下行鼻柱。起止穴分别为长强穴和龈交穴，本经共二十九穴。

●督脉主治病症：①眩晕、耳鸣、失眠、癫痫、痴呆等神经精神系统疾患。②头项、背、腰骶等局部疾患及经脉循行所过部位的内脏疾患。③发热、中暑、流行性感冒等热病。

　　本经部分腧穴有强身健体作用，可用于日常保健。

任脉（CV.）

任脉起于小腹内，下出会阴，沿着腹部正中线到达咽喉部，再上行环绕口唇，经过面部，进入眼眶下，起止穴分别为会阴穴和承浆穴，本经共二十四穴。

●任脉主治病症：①遗精、阳痿、早泄、遗尿等泌尿生殖系统疾患。②头面、咽喉、颈、胸、胃脘等局部疾患和经脉循行所过部位的内脏疾患。

本经部分腧穴有强身健体作用，可用于日常保健，治疗月经不调、带下病、不孕等妇科疾患。

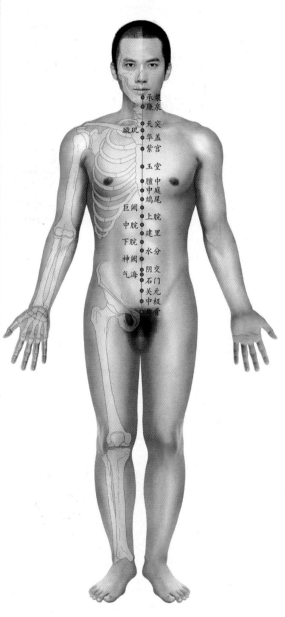

承浆
廉泉
天突
璇玑
华盖
紫宫
玉堂
中庭
膻中
中庭
玉堂
鸠尾
上脘
巨阙
建里
中脘
水分
下脘
阴交
神阙
石门
气海
关元
中极
曲骨

掌阅中医课程系列

经络腧穴

速速强记法

黄　泳
张继苹

主编

海峡出版发行集团　福建科学技术出版社
THE STRAITS PUBLISHING & DISTRIBUTING GROUP　FUJIAN SCIENCE & TECHNOLOGY PUBLISHING HOUSE

图书在版编目（CIP）数据

经络腧穴速速强记法 / 黄泳，张继苹主编 . — 福州：福建科学技术出版社，2021.7

（掌阅中医课程系列）

ISBN 978-7-5335-6439-1

Ⅰ . ①经… Ⅱ . ①黄… ②张… Ⅲ . ①经络②俞穴（五腧）Ⅳ . ① R224

中国版本图书馆 CIP 数据核字（2021）第 067401 号

书　　名	经络腧穴速速强记法	
	掌阅中医课程系列	
主　　编	黄泳　张继苹	
出版发行	福建科学技术出版社	
社　　址	福州市东水路76号（邮编350001）	
网　　址	www.fjstp.com	
经　　销	福建新华发行（集团）有限责任公司	
印　　刷	福建新华联合印务集团有限公司	
开　　本	787毫米×1092毫米　1/32	
印　　张	8.5	
插　　页	16	
字　　数	220千字	
版　　次	2021年7月第1版	
印　　次	2021年7月第1次印刷	
书　　号	ISBN 978-7-5335-6439-1	
定　　价	39.80元	

书中如有印装质量问题，可直接向本社调换

图片、视频形象记忆

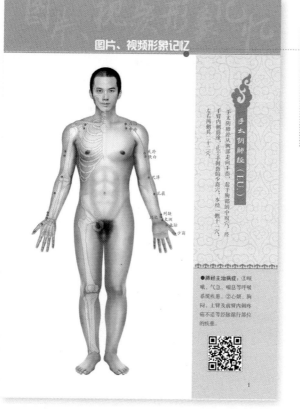

手太阴肺经从胸部走向手指，起于胸部的中府穴，手臂内侧前面缘，止于手拇指的少商穴，水经一侧十一穴，左右两侧共二十二穴。

●肺经主治病症：①咳嗽、气急、喘息等呼吸系统疾患。②心烦、胸闷、上臂及前臂内侧疼痛不适等经脉循行部位的疾患。

图片、视频形象记忆：用高清正、侧、背经络腧穴图及经脉循行视频使读者对人体经脉循行和腧穴分布有清晰的第一印象。

1

第一节 手太阴肺经经脉循行和主治

经脉循行	肺手太阴之脉，起于中焦，下络大肠，还循胃口，上膈属肺。从肺系，横出腋下，下循臑内，行少阴、心主之前，下肘中，循臂内上骨下廉，入寸口，上鱼，循鱼际，出大指之端。 其支者，从腕后，直出次指内廉，出其端
循行白话解	手太阴肺经起于中焦，向下联络大肠，回绕过来沿着胃上口，通过横膈，属于肺脏，从肺系（肺与喉咙连系的部位）横行出来，向下沿着上臂内侧，行于手少阴经和手厥阴经的前面，下行到肘窝中，沿着前臂桡侧前缘，进入寸口，经过鱼际，沿着鱼际边缘，出拇指内侧端。 手腕后方的支脉：从列缺处分出，一直走向示指内侧端，与手阳明大肠经相接
脏腑联络	属肺，络大肠，与胃、喉咙有联系
经脉主治	肺脏疾患　咳嗽，气喘，少气不足以息，咯血，伤风 经脉循行部位的疾患　胸部胀满，咽喉肿痛，缺盆部和手臂内侧前缘痛，肩背部寒冷，疼痛等

表格记忆：以表格的形式提纲挈领地概括各条经脉的循行、脏腑联系与主治，更加直观，便于记忆。

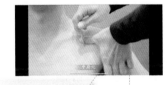

歌诀记忆：以朗朗上口的歌诀概括经络腧穴的知识要点，以便速记。

☆中府　LU1[注]
肺募穴

- **【歌诀记忆】** 云门下寸即中府，可外可平也忌深。
止咳平喘除肺满，胸背肩痛皆可止。
- **【穴名深意】** 中，指中气，即天地之气；府，指府库。穴名意指天地之气在胸中储积之处。
- **【标准定位】** 在胸部，横平第1肋间隙，锁骨下窝外侧，前正中线旁开6寸。
- **【取穴技巧】** 先确定云门，中府在云门下1寸。
- **【功效主治】** 近治作用：治疗胸痛、肩背痛、咳嗽、气喘、肺胀满。
- **【常用配伍】** 可配肺俞治疗外感咳嗽。
- **【针刺方法】** 向外斜刺或平刺0.5~0.8寸。忌深刺，以免伤及肺脏。

视频记忆：配合取穴视频，使读者更直观地了解取穴方法，掌握取穴技巧。

理解记忆：将经络腧穴知识要点梳理提炼总结，帮助读者理解记忆。

中医药蕴含着中华民族几千年的健康养生理念及实践经验，是中华文明的一个瑰宝，凝聚着中华民族的伟大智慧。在党和国家的领导下，中医药发展迎来了春天，中医药学科迅速发展，群众基础不断扩大。中医药知识体系庞杂，中医药学专业的学生，学习任务繁重，亟须系统高效的学习和记忆方法；有防病保健需求的群众，缺乏基础理论，理解困难，亟须简明易懂的知识点拨。

　　本系列丛书面向正在学习中医药的学生和普通大众，内容涵盖中医诊断、中药、方剂、经络腧穴等中医基础学科知识。丛书以国家规划教材为主要依据提炼重要知识点，利用图片形象记忆、歌诀快速记忆、理解比较记忆等由浅入深的记忆方法进行知识点梳理，并配合表格、图片、音视频，将庞杂的知识体系简单化、直观化、具象化，为读者提供中医药学习识记、查阅、理解的掌上工具书，帮助其提高学习效率。

　　值得一提的是，丛书将配合课程识记电子读物，将知识装进手机，让"知识"可以随身携带，方便读者随时随地查阅、识记，利用碎片时间将重要知识点一网打尽。

　　由于作者水平有限，书中难免存在疏漏，不当之处，恳请读者朋友给予批评指正，不胜感激！

黄　泳

2021 年 1 月于广州

目录
CONTENTS

第一章　经络入门 / 1

- 第一节　经络的概述 / 1
- 第二节　经络系统的组成 / 1
  - 一、十二经脉 / 2

　　二、奇经八脉 / 5
　　三、奇经八脉与十二经脉的区别 / 6

第二章　腧穴入门 / 7

- 第一节　腧穴的概念与分类 / 7
- 第二节　腧穴的作用 / 7
- 第三节　特定穴 / 8
  - 一、五输穴 / 8
  - 二、原穴 / 10
  - 三、络穴 / 11
  - 四、郄穴 / 12
  - 五、下合穴 / 14
  - 六、俞穴 / 14

　　七、募穴 / 15
　　八、八会穴 / 16
　　九、八脉交会穴 / 17
　　十、交会穴 / 17

- 第四节　腧穴定位法 / 18
  - 一、体表标志法 / 18
  - 二、骨度分寸法 / 18
  - 三、手指同身寸取穴法 / 19

第三章　手太阴肺经 / 21

- 第一节　手太阴肺经经脉循行和主治 / 21
- 第二节　手太阴肺经腧穴 / 21
  - ☆中府　LU1 / 22

云门　LU2 / 22
天府　LU3 / 23
侠白　LU4 / 23
☆尺泽　LU5 / 24
☆孔最　LU6 / 24

1

☆列缺　LU7 / 25

经渠　LU8 / 25

☆太渊　LU9 / 26

☆鱼际　LU10 / 27

☆少商　LU11 / 27

第四章　手阳明大肠经 / 29

- 第一节　手阳明大肠经经脉循行和主治 / 29
- 第二节　手阳明大肠经腧穴 / 29

☆商阳　LI1 / 30

二间　LI2 / 30

☆三间　LI3 / 31

☆合谷　LI4 / 31

☆阳溪　LI5 / 32

☆偏历　LI6 / 33

温溜　LI7 / 33

下廉　LI8 / 34

上廉　LI9 / 34

☆手三里　LI10 / 35

☆曲池　LI11 / 35

肘髎　LI12 / 36

手五里　LI13 / 36

☆臂臑　LI14 / 37

☆肩髃　LI15 / 37

巨骨　LI16 / 38

天鼎　LI17 / 38

扶突　LI18 / 39

口禾髎　LI19 / 39

☆迎香　LI20 / 40

第五章　足阳明胃经 / 41

- 第一节　足阳明胃经经脉循行和主治 / 41
- 第二节　足阳明胃经腧穴 / 42

☆承泣　ST1 / 42

☆四白　ST2 / 43

巨髎　ST3 / 43

☆地仓　ST4 / 44

大迎　ST5 / 44

☆颊车　ST6 / 45

☆下关　ST7 / 45

☆头维　ST8 / 46

☆人迎　ST9 / 46

水突　ST10 / 47

气舍　ST11 / 47

缺盆　ST12 / 48

气户　ST13 / 49

库房　ST14 / 49

屋翳　ST15 / 50

膺窗　ST16 / 50

乳中　ST17 / 51

乳根　ST18 / 51

不容　ST19 / 52

承满　ST20 / 52

☆梁门 ST21 / 53

关门 ST22 / 53

太乙 ST23 / 54

滑肉门 ST24 / 54

☆天枢 ST25 / 55

外陵 ST26 / 55

大巨 ST27 / 56

水道 ST28 / 56

☆归来 ST29 / 57

☆气冲 ST30 / 57

髀关 ST31 / 58

☆伏兔 ST32 / 59

阴市 ST33 / 59

☆梁丘 ST34 / 60

☆犊鼻 ST35 / 60

☆足三里 ST36 / 61

☆上巨虚 ST37 / 62

☆条口 ST38 / 62

☆下巨虚 ST39 / 63

☆丰隆 ST40 / 63

☆解溪 ST41 / 64

☆冲阳 ST42 / 65

陷谷 ST43 / 65

☆内庭 ST44 / 66

☆厉兑 ST45 / 67

第六章 足太阴脾经 / 68

· 第一节 足太阴脾经经脉循行和主治 / 68

· 第二节 足太阴脾经腧穴 / 68

☆隐白 SP1 / 69

大都 SP2 / 69

☆太白 SP3 / 70

☆公孙 SP4 / 71

商丘 SP5 / 71

☆三阴交 SP6 / 72

漏谷 SP7 / 73

☆地机 SP8 / 74

☆阴陵泉 SP9 / 74

☆血海 SP10 / 75

箕门 SP11 / 75

冲门 SP12 / 76

府舍 SP13 / 76

腹结 SP14 / 77

☆大横 SP15 / 77

腹哀 SP16 / 78

食窦 SP17 / 78

天溪 SP18 / 79

胸乡 SP19 / 79

周荣 SP20 / 80

☆大包 SP21 / 80

第七章 手少阴心经 / 82

- 第一节 手少阴心经经脉循行和主治 / 82
- 第二节 手少阴心经腧穴 / 82

☆极泉 HT1 / 83
青灵 HT2 / 83
☆少海 HT3 / 84
灵道 HT4 / 84
☆通里 HT5 / 85
☆阴郄 HT6 / 86
☆神门 HT7 / 87
少府 HT8 / 87
☆少冲 HT9 / 88

第八章 手太阳小肠经 / 89

- 第一节 手太阳小肠经经脉循行和主治 / 89
- 第二节 手太阳小肠经腧穴 / 89

☆少泽 SI1 / 90
前谷 SI2 / 90
☆后溪 SI3 / 91
☆腕骨 SI4 / 92
阳谷 SI5 / 92
☆养老 SI6 / 93
☆支正 SI7 / 93
小海 SI8 / 94
☆肩贞 SI9 / 95
臑俞 SI10 / 95
☆天宗 SI11 / 96
秉风 SI12 / 96
曲垣 SI13 / 97
肩外俞 SI14 / 97
肩中俞 SI15 / 98
天窗 SI16 / 98
天容 SI17 / 99
☆颧髎 SI18 / 99
☆听宫 SI19 / 100

第九章 足太阳膀胱经 / 101

- 第一节 足太阳膀胱经经脉循行和主治 / 101
- 第二节 足太阳膀胱经腧穴 / 102

☆睛明 BL1 / 102
☆攒竹 BL2 / 103
眉冲 BL3 / 104
曲差 BL4 / 104
五处 BL5 / 105
承光 BL6 / 105
通天 BL7 / 106
络却 BL8 / 106
玉枕 BL9 / 107
☆天柱 BL10 / 108

大杼　BL11 / 108

☆风门　BL12 / 109

☆肺俞　BL13 / 109

☆厥阴俞　BL14 / 110

☆心俞　BL15 / 111

督俞　BL16 / 111

☆膈俞　BL17 / 112

☆肝俞　BL18 / 112

☆胆俞　BL19 / 113

☆脾俞　BL20 / 113

☆胃俞　BL21 / 114

三焦俞　BL22 / 114

☆肾俞　BL23 / 115

气海俞　BL24 / 116

☆大肠俞　BL25 / 116

关元俞　BL26 / 117

小肠俞　BL27 / 117

☆膀胱俞　BL28 / 118

中膂俞　BL29 / 118

白环俞　BL30 / 119

上髎　BL31 / 119

☆次髎　BL32 / 120

中髎　BL33 / 120

下髎　BL34 / 121

会阳　BL35 / 121

☆承扶　BL36 / 121

殷门　BL37 / 122

浮郄　BL38 / 122

☆委阳　BL39 / 123

☆委中　BL40 / 124

附分　BL41 / 124

魄户　BL42 / 125

☆膏肓　BL43 / 125

神堂　BL44 / 126

谚语　BL45 / 127

膈关　BL46 / 127

魂门　BL47 / 128

阳纲　BL48 / 128

意舍　BL49 / 129

胃仓　BL50 / 129

肓门　BL51 / 130

☆志室　BL52 / 130

胞肓　BL53 / 131

☆秩边　BL54 / 131

合阳　BL55 / 132

承筋　BL56 / 132

☆承山　BL57 / 133

☆飞扬　BL58 / 133

跗阳　BL59 / 134

☆昆仑　BL60 / 134

仆参　BL61 / 135

☆申脉　BL62 / 136

金门　BL63 / 136

☆京骨　BL64 / 137

束骨　BL65 / 137

足通谷　BL66 / 138

☆至阴　BL67 / 139

第十章　足少阴肾经 / 140

- 第一节　足少阴肾经经脉循行和主治 / 140
- 第二节　足少阴肾经腧穴 / 140

　　☆涌泉　KI1 / 141
　　☆然谷　KI2 / 142
　　☆太溪　KI3 / 142
　　☆大钟　KI4 / 143
　　水泉　KI5 / 144
　　☆照海　KI6 / 144
　　☆复溜　KI7 / 145
　　交信　KI8 / 146
　　筑宾　KI9 / 146
　　阴谷　KI10 / 147
　　横骨　KI11 / 148
　　☆大赫　KI12 / 148

　　气穴　KI13 / 149
　　四满　KI14 / 149
　　中注　KI15 / 150
　　肓俞　KI16 / 150
　　商曲　KI17 / 151
　　石关　KI18 / 152
　　阴都　KI19 / 152
　　腹通谷　KI20 / 153
　　幽门　KI21 / 153
　　步廊　KI22 / 154
　　神封　KI23 / 154
　　灵墟　KI24 / 155
　　神藏　KI25 / 155
　　彧中　KI26 / 156
　　俞府　KI27 /156

第十一章　手厥阴心包经 / 158

- 第一节　手厥阴心包经经脉循行和主治 / 158
- 第二节　手厥阴心包经腧穴 / 158

　　☆天池　PC1 / 159
　　天泉　PC2 / 159
　　☆曲泽　PC3 / 160

　　☆郄门　PC4 / 161
　　☆间使　PC5 / 161
　　☆内关　PC6 / 162
　　☆大陵　PC7 / 163
　　☆劳宫　PC8 / 163
　　☆中冲　PC9 / 164

第十二章　手少阳三焦经 / 165

- 第一节　手少阳三焦经经脉
  循行和主治 / 165
- 第二节　手少阳三焦经腧穴 / 165

  ☆关冲　TE1 / 166
  液门　TE2 / 166
  ☆中渚　TE3 / 167
  ☆阳池　TE4 / 168
  ☆外关　TE5 / 168
  ☆支沟　TE6 / 169
  会宗　TE7 / 169
  三阳络　TE8 / 170
  四渎　TE9 / 171
  天井　TE10 / 171

  清泠渊　TE11 / 172
  消泺　TE12 / 173
  臑会　TE13 / 173
  ☆肩髎　TE14 / 174
  天髎　TE15 / 174
  天牖　TE16 / 175
  ☆翳风　TE17 / 175
  瘈脉　TE18 / 176
  颅息　TE19 / 176
  ☆角孙　TE20 / 177
  ☆耳门　TE21 / 177
  耳和髎　TE22 / 178
  ☆丝竹空　TE23 / 178

第十三章　足少阳胆经 / 179

- 第一节　足少阳胆经经脉循
  行和主治 / 179
- 第二节　足少阳胆经腧穴 / 180

  ☆瞳子髎　GB1 / 180
  ☆听会　GB2 / 181
  上关　GB3 / 181
  颔厌　GB4 / 182
  悬颅　GB5 / 182
  悬厘　GB6 / 183
  ☆曲鬓　GB7 / 183
  ☆率谷　GB8 / 184
  天冲　GB9 / 184

  浮白　GB10 / 185
  头窍阴　GB11 / 185
  ☆完骨　GB12 / 186
  ☆本神　GB13 / 186
  ☆阳白　GB14 / 187
  ☆头临泣　GB15 / 187
  目窗　GB16 / 188
  正营　GB17 / 188
  承灵　GB18 / 189
  脑空　GB19 / 189
  ☆风池　GB20 / 190
  ☆肩井　GB21 / 190
  渊腋　GB22 / 191

辄筋　GB23 / 191

☆日月　GB24 / 192

☆京门　GB25 / 192

☆带脉　GB26 / 193

五枢　GB27 / 193

维道　GB28 / 194

居髎　GB29 / 194

☆环跳　GB30 / 195

☆风市　GB31 / 196

中渎　GB32 / 196

膝阳关　GB33 / 197

☆阳陵泉　GB34 / 197

阳交　GB35 / 198

外丘　GB36 / 198

☆光明　GB37 / 199

阳辅　GB38 / 199

☆悬钟　GB39 / 200

☆丘墟　GB40 / 200

☆足临泣　GB41 / 201

地五会　GB42 / 202

☆侠溪　GB43 / 202

足窍阴　GB44 / 203

第十四章　足厥阴肝经 / 204

- **第一节　足厥阴肝经经脉循行和主治 / 204**
- **第二节　足厥阴肝经腧穴 / 205**

　☆大敦　LR1 / 205

　☆行间　LR2 / 205

　☆太冲　LR3 / 206

　中封　LR4 / 207

　☆蠡沟　LR5 / 207

中都　LR6 / 208

膝关　LR7 / 208

☆曲泉　LR8 / 209

阴包　LR9 / 209

足五里　LR10 / 210

阴廉　LR11 / 210

急脉　LR12 / 211

☆章门　LR13 / 211

☆期门　LR14 / 212

第十五章　督脉 / 213

- **第一节　督脉经脉循行和主治 / 213**
- **第二节　督脉腧穴 / 213**

　☆长强　GV1 / 214

　腰俞　GV2 / 214

　☆腰阳关　GV3 / 215

☆命门　GV4 / 215

悬枢　GV5 / 216

脊中　GV6 / 216

中枢　GV7 / 217

☆筋缩　GV8 / 217

☆至阳　GV9 / 218

灵台　GV10 / 218

神道　GV11 / 219

☆身柱　GV12 / 219

陶道　GV13 / 220

☆大椎　GV14 / 221

☆哑门　GV15 / 221

☆风府　GV16 / 222

脑户　GV17 / 222

强间　GV18 / 223

后顶　GV19 / 223

☆百会　GV20 / 224

前顶　GV21 / 224

囟会　GV22 / 225

☆上星　GV23 / 225

☆神庭　GV24 / 226

素髎　GV25 / 226

☆水沟　GV26 / 227

兑端　GV27 / 227

龈交　GV28 / 228

印堂　GV29 / 228

第十六章　任脉 / 229

• **第一节　任脉经脉循行和主治** / 229

• **第二节　任脉腧穴** / 229

会阴　CV1 / 230

曲骨　CV2 / 230

☆中极　CV3 / 231

☆关元　CV4 / 231

石门　CV5 / 232

☆气海　CV6 / 232

阴交　CV7 / 233

☆神阙　CV8 / 234

水分　CV9 / 234

☆下脘　CV10 / 235

建里　CV11 / 235

☆中脘　CV12 / 236

上脘　CV13 / 236

巨阙　CV14 / 237

鸠尾　CV15 / 237

中庭　CV16 / 238

☆膻中　CV17 / 238

玉堂　CV18 / 239

紫宫　CV19 / 239

华盖　CV20 / 240

璇玑　CV21 / 240

☆天突　CV22 / 241

☆廉泉　CV23 / 241

☆承浆　CV24 / 242

第十七章　奇穴 / 243

• **第一节　头颈部奇穴** / 243

☆四神聪　EX-HN1 / 243

鱼腰　EX-HN4 / 243

☆太阳　EX-HN5 / 244

☆耳尖 EX-HN6 / 244

球后 EX-HN7 / 245

上迎香 EX-HN8 / 245

☆内迎香 EX-HN9 / 246

聚泉 EX-HN10 / 246

☆海泉 EX-HN11 / 247

☆金津 EX-HN12、玉液 EX-HN13 / 247

翳明 EX-HN14 / 248

颈百劳 EX-HN15 / 248

☆牵正 EX-HN16 / 249

☆安眠 EX-HN18 / 249

• 第二节 胸腹部奇穴 / 250

子宫 EX-CA1 / 250

☆三角灸 EX-CA3 / 250

• 第三节 背部奇穴 / 251

定喘 EX-B1 / 251

☆夹脊 EX-B2 / 251

胃脘下俞 EX-B3 / 252

痞根 EX-B4 / 253

腰眼 EX-B7 / 253

十七椎 EX-B8 / 254

腰奇 EX-B9 / 254

• 第四节 上肢部奇穴 / 255

肘尖 EX-UE1 / 255

二白 EX-UE2 / 255

中魁 EX-UE4 / 256

大骨空 EX-UE5 / 256

小骨空 EX-UE6 / 257

腰痛点 EX-UE7 / 257

外劳宫 EX-UE8 / 258

八邪 EX-UE9 / 258

四缝 EX-UE10 / 259

☆十宣 EX-UE11 / 259

• 第五节 下肢部奇穴 / 260

鹤顶 EX-LE2 / 260

☆百虫窝 EX-LE3 / 260

内膝眼 EX-LE4 / 261

胆囊 EX-LE6 / 261

阑尾 EX-LE7 / 262

内踝尖 EX-LE8 / 262

外踝尖 EX-LE9 / 262

☆八风 EX-LE10 / 263

独阴 EX-LE11 / 263

腧穴笔画索引 / 264

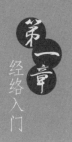
第一节　经络的概述

【快速记忆】

　　经络＝经脉＋络脉

概念	经络是经脉和络脉的总称，是指人体运行气血、联络脏腑、沟通内外、贯串上下的通道
作用	联系内外，网络全身；运行气血，协调阴阳；抗御外邪，反映病候；传导感应，调整虚实

第二节　经络系统的组成

【快速记忆】

　　四十二，一十五，奇经八脉浮孙数。

【理解记忆】

　　经脉包括十二经脉和奇经八脉，以及附属于十二经脉的十二经别、十二经筋、十二皮部；络脉包括十五络脉、浮络和孙络。经络系统内属脏腑，外连体表。

经脉	十二经脉	手三阴经	手太阴肺经	气血运行的主要通道，与脏腑有直接络属关系
			手厥阴心包经	
			手少阴心经	
		手三阳经	手阳明大肠经	
			手少阳三焦经	
			手太阳小肠经	
		足三阴经	足太阴脾经	
			足厥阴肝经	
			足少阴肾经	
		足三阳经	足阳明胃经	
			足少阳胆经	
			足太阳膀胱经	
	奇经八脉	督脉、任脉、冲脉、带脉、阴跷脉、阳跷脉、阴维脉、阳维脉		统率、联络、调节十二经脉
	十二经别	从十二经脉分出的支脉		加强表里两经的联系
	十二经筋	十二经脉之气结、聚、散、络于筋肉、关节的体系		联系四肢百骸、主司关节运动
	十二皮部	十二经脉功能活动于体表的反映部位		反映十二经脉功能活动
络脉	十五络脉	十二经脉、督脉、任脉所分出之别络及脾之大络		沟通表里经、灌溉气血
	浮络	浮于浅表的络脉		
	孙络	络脉中最细的分支		

一、十二经脉

1.十二经脉的命名

【快速记忆】

命名＝手足＋阴阳＋脏腑。

2

手足	经脉的循行分布
阴阳	阴经（太阴、少阴和厥阴） 阳经（阳明、太阳和少阳）
脏腑	六脏（肝、心、脾、肺、肾、心包） 六腑（胆、小肠、胃、大肠、膀胱、三焦）

【理解记忆】

手足、阴阳、脏腑三个部分组合而成十二经脉的具体名称。

"手足"指的是经脉的循行分布，以"手"命名的经络绝对不会在足上分布，以"足"命名的经络绝对不会在手上分布。

"阴阳"分为"阴经""阳经"，阴经之中又分为太阴、少阴和厥阴，阳经之中又分为阳明、太阳和少阳。三阴三阳是按阴阳气的盛衰划分：阴气最盛为太阴，其次为少阴，再次为厥阴；阳气最盛为阳明，其次为太阳，再次为少阳。

"脏腑"包括"六脏"，心、肝、脾、肺、肾、心包；"六腑"包括小肠、大肠、胆、胃、膀胱、三焦。

十二经脉的具体名称为手太阴肺经、手少阴心经、手厥阴心包经、手阳明大肠经、手太阳小肠经、手少阳三焦经、足太阴脾经、足少阴肾经、足厥阴肝经、足阳明胃经、足太阳膀胱经、足少阳胆经。

2. 十二经脉的表里属络关系

【快速记忆】

三阴对三阳，太阴配阳明，

厥阴配少阳，少阴配太阳。

【理解记忆】

属络关系是指十二经脉与十二脏腑有固定的联系，包括属和络的联系。其规律为本经属于本脏（腑），络于相表里的腑（脏）。

里经	表经
手、足太阴	手、足阳明
手、足厥阴	手、足少阳
手、足少阴	手、足太阳

3. 十二经脉的走行分布

【快速记忆】

　　手三阴经从胸走手,手三阳经从手走头,

　　足三阳经从头走足,足三阴经从足走胸。

【理解记忆】

　　十二经脉在体表左右对称地分布于头面、躯干和四肢,纵贯全身。其大致分布规律为阳经在外侧,阳明在前,少阳在中,太阳在后;阴经在内侧,太阴在前,厥阴在中,少阴在后。

　　上肢和下肢:整体符合分布规律,但足厥阴肝经在足大趾至内踝上 8 寸一段走于足太阴脾经之前,至内踝上 8 寸才走到中间。

　　头部:阳明走前额,少阳走颞侧,太阳走后枕。六阳经均上头,故称头为诸阳之会。

　　躯干:阴经走胸腹,阳经阳明走胸腹,少阳走胁肋,太阳走背腰。

【形象记忆】

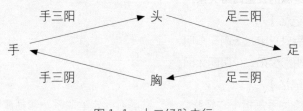

图 1-1　十二经脉走行

4. 十二经脉的交接

【快速记忆】

阳阳头面见，阴阴胸腹连，阴阳手足牵。

肺交大肠胃交脾，心与小肠膀肾宜。

心包三焦胆传肝，气血周流不停息。

【理解记忆】

相表里的阴经与阳经在四肢末端交接，同名的阳经与阳经在头面部交接，阴经与阴经在胸部交接。

十二经脉的流注始于手太阴，经过手阳明、足阳明、足太阴、手少阴、手太阳、足太阳、足少阴、手厥阴、手少阳、足少阳，终于足厥阴，再周而复始，如环无端，营周不息。

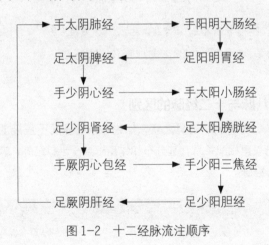

图 1-2 十二经脉流注顺序

二、奇经八脉

【快速记忆】

奇经正经外，八脉自成规。

冲任与督带，阴阳跷与维。

【理解记忆】

奇经八脉，是十二经脉以外的八条经脉，包括督脉、任脉、带脉、冲脉、阴跷脉、阳跷脉、阴维脉、阳维脉。

分布 纵横交错地循行分布于十二经脉之间

作用 统摄有关经脉气血、协调阴阳的作用
对十二经脉气血有着蓄积和渗灌的作用

督脉	"阳脉之海"，总领一身阳气，为阳脉之督纲
任脉	"阴脉之海"，总任诸阴，对全身阴经脉气有总揽、总任的作用
带脉	回绕横围于腰腹，有如束带，约束全身直行的阴阳诸经
冲脉	"十二经脉之海""血海"，容纳、调节十二经脉气血，是总领诸经气血之要冲
跷脉	交通一身阴阳之气，调节肢体运动，掌管眼睑开合
维脉	维系、联络全身之阴阳经脉以归于任、督脉

三、奇经八脉与十二经脉的区别

"奇"，是奇特、奇异之意，指这八条经脉既不直接隶属于十二脏腑，又无表里相配关系，其分布和作用有异于十二经脉，穴位分布也不同于十二经脉。

经脉	与脏腑的关系	表里关系	穴位分布
十二经脉	与脏腑有直接的联系	有	每条经脉都有所属穴位分布
奇经八脉	与脏腑没有直接的联系	无	只有任、督二脉有穴位分布

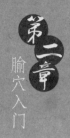

第一节　腧穴的概念与分类

【快速记忆】

概念	人体脏腑经络之气输注于体表的特殊部位	
分类	十四经穴	归属于十二经脉与任、督二脉的穴位	有确定的名称、确定的位置和明确的经脉归属
	奇穴	不属于十四经穴的一些穴位，因其有奇效，故称"奇穴"	有确定的穴名，确定的位置但没有经脉归属
	阿是穴	不属于十四经穴、奇穴的一些压痛点、敏感点或有阳性反应物如结节和皮下条索状物等处	既无具体名称，又无固定部位及经脉归属

第二节　腧穴的作用

【快速记忆】

近治作用	局部治疗作用
远治作用	经脉所过，主治所及
特殊作用	1.双向良性调整作用 2.具有相对的特异性

【理解记忆】

通过针刺、艾灸等方法刺激穴位，可以疏通经络、调节气血、平衡阴阳，从而达到扶正祛邪的目的。在治疗上，穴位的作用主要有以下 3 个方面。

近治作用。这是一切穴位（包括经穴、奇穴、阿是穴）主治作用的共同特点。穴位均能治疗该穴所在部位及邻近部位、组织、器官的疾患。

远治作用。这是经穴主治作用的基本规律。在经穴中，尤其是十二经脉在四肢肘、膝关节以下的穴位，不仅能治局部疾患，而且能治本经循行所涉及的远隔部位的组织、器官、脏腑的疾患，有的甚至具有影响全身的作用。

特殊作用。穴位的治疗作用还表现为对机体的双向良性调整作用。如泄泻时，针刺天枢能止泻；便秘时，针刺天枢又能通便。心动过速时，针刺内关能减慢心率；心动过缓时，针刺内关又可使之恢复正常。此外，穴位治疗作用还具有相对的特异性，如大椎退热，至阴矫正胎位等，均是其特殊的治疗作用。

第三节　特定穴

部分腧穴具有特殊治疗作用，按特定称号归类的穴位称为特定穴，包括五输穴、原穴、络穴、俞穴、募穴、郄穴、下合穴、八会穴、八脉交会穴、交会穴等 10 类。

一、五输穴

【快速记忆】

井荥输经合，阳井金阴井木。

少商鱼际与太渊，经渠尺泽肺相连；

商阳二三间合谷，阳溪曲池大肠牵；

厉兑内庭陷谷胃，冲阳解溪三里随；

隐白大都太白脾，商丘阴陵泉要知；

少冲少府属于心，神门灵道少海寻；

少泽前谷后溪腕，阳谷小海小肠经；

至阴通谷束京骨，昆仑委中膀胱经；

涌泉然谷与太溪，复溜阴谷肾所宜；

中冲劳宫心包经，大陵间使传曲泽；

关冲液门中渚焦，阳池支沟天井索；

窍阴侠溪临泣胆，丘墟阳辅阳陵泉；

大敦行间太冲存，中封曲泉属于肝。^注

【理解记忆】

五输穴为十二经脉在四肢肘、膝关节以下的5个重要穴位，井、荥、输、经、合。"所出为井，所溜为荥，所注为输，所行为经，所入为合"，把经气的运行比喻为水流的从小到大，从浅到深。

阴经五输穴的五行属性为井属木，荥属火，输属土，经属金，合属水；阳经五输穴的五行属性为井属金，荥属水，输属木，经属火，合属土。

经脉	井	荥	输	经	合
手太阴肺经	少商	鱼际	太渊	经渠	尺泽
手阳明大肠经	商阳	二间	三间	阳溪	曲池
足阳明胃经	厉兑	内庭	陷谷	解溪	足三里
足太阴脾经	隐白	大都	太白	商丘	阴陵泉
手少阴心经	少冲	少府	神门	灵道	少海

[注]：歌诀中提到的合谷、冲阳、腕骨、京骨、阳池、丘墟为6条阳经的原穴。

经脉	井	荥	输	经	合
手太阳小肠经	少泽	前谷	后溪	阳谷	小海
足太阳膀胱经	至阴	足通谷	束骨	昆仑	委中
足少阴肾经	涌泉	然谷	太溪	复溜	阴谷
手厥阴心包经	中冲	劳宫	大陵	间使	曲泽
手少阳三焦经	关冲	液门	中渚	支沟	天井
足少阳胆经	足窍阴	侠溪	足临泣	阳辅	阳陵泉
足厥阴肝经	大敦	行间	太冲	中封	曲泉

二、原穴

【快速记忆】

阴经以输为原，阳经另立原穴；五脏有疾也，当取之十二原。

【理解记忆】

原穴是脏腑的原气输注、经过和留止的部位，位于腕、踝关节附近。阴经五脏之原穴即是五输穴中的输穴，所谓"阴经之输并于原"，阳经的脉气较阴经盛长，故于输穴之外立一原穴。

原穴是脏腑原气留止之处，因此脏腑发生病变时，就会相应地反应到原穴上来。针刺原穴可通达三焦原气，维护正气，抵御病邪，具有调整脏腑经络虚实各证的功能，因此"五脏六腑之有病者，皆取其原也"。

经脉	原穴
手太阴肺经	太渊
手阳明大肠经	合谷
足阳明胃经	冲阳

经脉	原穴
足太阴脾经	太白
手少阴心经	神门
手太阳小肠经	腕骨
足太阳膀胱经	京骨
足少阴肾经	太溪
手厥阴心包经	大陵
手少阳三焦经	阳池
足少阳胆经	丘墟
足厥阴肝经	太冲

三、络穴

【快速记忆】

十二正经与督任，脾之大络十五齐。

人身络穴一十五，我今逐一从头举。

手太阴络为列缺，手少阴络即通里，

手厥阴络为内关，手太阳络支正是，

手阳明络偏历当，手少阳络外关位，

足太阳络号飞扬，足阳明络丰隆记，

足少阳络为光明，足太阴络公孙寄，

足少阴络名大钟，足厥阴络蠡沟配，

阳督之络号长强，阴任之络号鸠尾，

脾之大络为大包，十五络脉君须记。

【理解记忆】

络穴，是络脉由经脉别出部位的穴位，是表里两经联络之处。十二经脉与任脉、督脉各有一络穴，加上脾之大络共十五络穴。十二经脉络穴均位于四肢肘、膝关节以下部位，任脉、督脉络穴和脾之大络分别位于躯干的前、后和侧面。

经脉	络穴
手太阴肺经	列缺
手阳明大肠经	偏历
足阳明胃经	丰隆
足太阴脾经	公孙
手少阴心经	通里
手太阳小肠经	支正
足太阳膀胱经	飞扬
足少阴肾经	大钟
手厥阴心包经	内关
手少阳三焦经	外关
足少阳胆经	光明
足厥阴肝经	蠡沟
督脉	长强
任脉	鸠尾
脾之大络	大包

四、郄穴

【快速记忆】

阴经郄治血，阳经郄治痛。

郄义即孔隙，本属气血集。肺向孔最取，大肠温溜别，

胃经是梁丘，脾属地机穴，心则取阴郄，小肠养老别，

膀胱金门守，肾向水泉施，心包郄门刺，三焦会宗持，

胆郄在外丘，肝经中都是，阳跷跗阳走，阴跷交信期，

阳维阳交穴，阴维筑宾知。

【理解记忆】

郄穴是经脉经气深聚的部位，多位于四肢肘、膝关节以下。十二经脉及阴阳跷脉、阴阳维脉各有1个郄穴，共有16个郄穴，称为十六郄。

经脉	郄穴
手太阴肺经	孔最
手阳明大肠经	温溜
足阳明胃经	梁丘
足太阴脾经	地机
手少阴心经	阴郄
手太阳小肠经	养老
足太阳膀胱经	金门
足少阴肾经	水泉
手厥阴心包经	郄门
手少阳三焦经	会宗
足少阳胆经	外丘
足厥阴肝经	中都
阴维脉	筑宾
阳维脉	阳交
阴跷脉	交信
阳跷脉	跗阳

五、下合穴

【快速记忆】

六腑下合足三阳。

胃经下合足三里，上下巨虚大小肠，

膀胱当合委中穴，三焦下合属委阳，

胆经之合阳陵泉，腑病用之效必彰。

【理解记忆】

下合穴是六腑之气下合于足三阳经的6个穴位，又称六腑下合穴。足三阳经的下合穴即五输穴中的合穴。手三阳经除了在上肢五输穴中的合穴外，在下肢另有下合穴。下合穴是治疗六腑疾患的主要穴位。

经脉	下合穴
手阳明大肠经	上巨虚
足阳明胃经	足三里
手太阳小肠经	下巨虚
足太阳膀胱经	委中
手少阳三焦经	委阳
足少阳胆经	阳陵泉

六、俞穴

【快速记忆】

三椎肺俞厥阴四，心五肝九十胆俞，

十一脾俞十二胃，十三三焦椎旁居，

肾俞却与命门平，十四椎外穴是真，

大肠十六小十八，膀胱俞与十九平。

俞穴，又称背俞穴，是脏腑经气输注于背腰部之处，位于背腰部足太阳膀胱经的第1侧线上。

背俞穴既可以治疗与其相应的脏腑疾患，也可以治疗与五脏相关的五官九窍、皮肉筋骨等疾患。

经脉	俞穴
手太阴肺经	肺俞
手阳明大肠经	大肠俞
足阳明胃经	胃俞
足太阴脾经	脾俞
手少阴心经	心俞
手太阳小肠经	小肠俞
足太阳膀胱经	膀胱俞
足少阴肾经	肾俞
手厥阴心包经	厥阴俞
手少阳三焦经	三焦俞
足少阳胆经	胆俞
足厥阴肝经	肝俞

七、募穴

【快速记忆】

六脏六腑皆有募穴。

天枢大肠肺中府，关元小肠巨阙心，

中极膀胱京门肾，胆日月肝期门寻，

脾募章门胃中脘，气化三焦石门针，

心包募穴何处取？胸前膻中觅浅深。

【理解记忆】

募穴是脏腑经气汇聚于胸腹部的腧穴。

治疗六腑疾患多取募穴。

经脉	募穴
手太阴肺经	中府
手阳明大肠经	天枢
足阳明胃经	中脘
足太阴脾经	章门
手少阴心经	巨阙
手太阳小肠经	关元
足太阳膀胱经	中极
足少阴肾经	京门
手厥阴心包经	膻中
手少阳三焦经	石门
足少阳胆经	日月
足厥阴肝经	期门

八、八会穴

【快速记忆】

脏会章门腑中脘，髓会悬钟筋阳陵，

骨会大杼血膈俞，气在膻中脉太渊。

【理解记忆】

八会穴是指脏、腑、气、血、筋、脉、骨、髓等精气所汇集的8个穴位，分布于躯干部和四肢部。

凡与此八者有关的疾患均可选用相关的八会穴来治疗。

脏会	腑会	气会	血会	筋会	脉会	骨会	髓会
章门	中脘	膻中	膈俞	阳陵泉	太渊	大杼	悬钟

九、八脉交会穴

【快速记忆】

公孙冲脉胃心胸，内关阴维下总同，

临泣胆经连带脉，阳维目锐外关逢，

后溪督脉内眦颈，申脉阳跷络亦通，

列缺任脉行肺系，阴跷照海膈喉咙。

【理解记忆】

十二经脉四肢部脉气与奇经八脉相通的8个穴位，均分布于肘、膝关节以下。

八脉交会穴因与奇经八脉相会通，既能治本经疾患，也可以治奇经八脉病。

十二经脉	奇经八脉	八脉交会穴	主治范围
足太阴脾经	冲脉	公孙	心、胸、胃
手厥阴心包经	阴维脉	内关	
手太阳小肠经	督脉	后溪	目内眦、颈项、耳、肩
足太阳膀胱经	阳跷脉	申脉	
足少阳胆经	带脉	足临泣	目锐眦、耳后、颊、颈、肩
手少阳三焦经	阳维脉	外关	
手太阴肺经	任脉	列缺	肺系、咽喉、胸膈
足少阴肾经	阴跷脉	照海	

十、交会穴

两条或两条以上的经脉在循行过程中相互交会，在会合部位的穴位称交会穴，多分布于头面、躯干部。

历代文献对交会穴的记载不尽相同，一般而言，交会穴有 95 个。限于篇幅，不一一列举。

第四节　腧穴定位法

一、体表标志法

固定标志：以人体表面固定不移，又有明显特征的部位作为取穴标志。

活动标志：以人体在做出某个动作时出现的隆起、凹陷、孔隙、皱纹等作为取穴标志。

二、骨度分寸法

以骨节为主要标志，测量人体不同部位的长度，作为量取穴位标准的方法。骨度分寸法有横寸和直寸之分。

部位	起止点	折量寸	度量法	说明
头面部	前发际正中至后发际正中	12	直寸	用于确定头部经穴的纵向距离
	眉间（印堂）至前发际正中	3	直寸	——
	第7颈椎棘突下（大椎）至后发际正中	3	直寸	用于确定前或后发际及其头部经穴的纵向距离
	眉间（印堂）至后发际正中第7颈椎棘突下（大椎）	18	直寸	——
	前两额发角（头维）之间	9	横寸	用于确定头前部经穴的横向距离
	耳后两乳突（完骨）之间	9	横寸	用于确定头后部经穴的横向距离

部位	起止点	折量寸	度量法	说明
胸腹胁部	胸骨上窝（天突）至胸剑联合中点（歧骨）	9	直寸	用于确定胸部任脉经穴的纵向距离
	胸剑联合中点（歧骨）至脐中	8	直寸	用于确定上腹部经穴的纵向距离
	脐中至耻骨联合上缘（曲骨）	5	直寸	用于确定下腹部经穴的纵向距离
	两乳头之间	8	横寸	用于确定胸腹部经穴的横向距离
	腋窝顶点至第11肋游离端（章门）	12	直寸	用于确定胁肋部经穴的纵向距离
背腰部	肩胛骨内缘（近脊柱侧点）至后正中线	3	横寸	用于确定背腰部经穴的横向距离
	肩峰缘至后正中线	8	横寸	用于确定肩背部经穴的横向距离
上肢部	腋前、后纹头至肘横纹（平肘尖）	9	直寸	用于确定上臂部经穴的纵向距离
	肘横纹（平肘尖）至腕掌（背）侧横纹	12	直寸	用于确定前臂部经穴的纵向距离
下肢部	耻骨联合上缘至股骨内上髁上缘	18	直寸	用于确定下肢内侧足三阴经穴的纵向距离
	胫骨内侧髁下方至内踝尖	13	直寸	—
	股骨大转子至腘横纹（平髌尖）	19	直寸	用于确定下肢外后侧足三阳经穴的纵向距离（臀沟至腘横纹相当于14寸）
	腘横纹（平髌尖）至外踝尖	16	直寸	用于确定下肢外后侧足三阳经穴的纵向距离

三、手指同身寸取穴法

【快速记忆】

中指、拇指及横指，手指比量灵活取。

【理解记忆】

以患者手指的长度或宽度为标准来取穴的方法称为手指同身寸取穴法，简称指寸法。

指寸法	定义	尺寸	适用部位
中指同身寸法	患者的中指中节桡侧两端纹头之间的宽度	1寸	四肢部取穴的直寸和背部取穴的横寸
拇指同身寸法	患者拇指指间关节的宽度	1寸	四肢部取穴的直寸
横指同身寸法	示指、中指、环指和小指并拢，中指中节横纹处的宽度	3寸	四肢部取穴的直寸

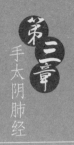

第一节 手太阴肺经经脉循行和主治

经脉循行	肺手太阴之脉，起于中焦，下络大肠，还循胃口，上膈属肺。从肺系，横出腋下，下循臑内，行少阴、心主之前，下肘中，循臂内上骨下廉，入寸口，上鱼，循鱼际，出大指之端。 其支者，从腕后，直出次指内廉，出其端	
循行白话解	手太阴肺经起于中焦，向下联络大肠，回绕过来沿着胃上口，通过横膈，属于肺脏，从肺系（肺与喉咙连系的部位）横行出来，向下沿着上臂内侧，行于手少阴经和手厥阴经的前面，下行到肘窝中，沿着前臂桡侧前缘，进入寸口，经过鱼际，沿着鱼际边缘，出拇指内侧端。 手腕后方的支脉：从列缺处分出，一直走向示指内侧端，与手阳明大肠经相接	
脏腑联络	属肺，络大肠，与胃、喉咙有联系	
经脉主治	肺脏疾患	咳嗽，气喘，少气不足以息，咯血，伤风
	经脉循行部位的疾患	胸部胀满，咽喉肿痛，缺盆部和手臂内侧前缘痛，肩背部寒冷，疼痛等

第二节 手太阴肺经腧穴

【歌诀记忆】手太阴肺十一穴，中府云门天府诀。

侠白之下是尺泽，孔最下行接列缺。

更有经渠与太渊，鱼际少商如韭叶。

☆中府　LU1注
肺募穴

【歌诀记忆】云门下寸即中府，可外可平但忌深。

止咳平喘除肺满，胸背肩痛皆可止。

【穴名深意】中，指中气，即天地之气；府，指府库。穴名意指天地之气在胸中储积之处。

【标准定位】在胸部，横平第1肋间隙，锁骨下窝外侧，前正中线旁开6寸。

【取穴技巧】先确定云门，中府在云门下1寸。

【功效主治】近治作用：治疗胸痛、肩背痛、咳嗽、气喘、肺胀满。

【常用配穴】可配肺俞治疗外感咳嗽。

【针刺方法】向外斜刺或平刺0.5~0.8寸。忌深刺，以免伤及肺脏。

云门　LU2

【歌诀记忆】锁骨下窝定云门，咳嗽气喘兼胸痛。

肩关内侧痛可医，但许外斜忌深刺。

【穴名深意】云，云雾，指脉气；门，门户。此穴为手太阴肺经脉气所发，肺气如云，是肺气出入之门户，故名"云门"。

【标准定位】在胸部，锁骨下窝凹陷中，肩胛骨喙突内缘，前正中线旁开6寸。

【功效主治】近治作用：治疗咳嗽、气喘、胸痛、肩关节内侧痛。

【常用配穴】可配人迎、神藏治疗咳逆、喘不得息。

【针刺方法】向外斜刺0.5~0.8寸。不可向内深刺，以免伤及肺脏。

［注］：有☆标记的穴位为常考穴位。

天府　LU3

【歌诀记忆】鼻尖点肘定天府，银针直入病邪除。
　　　　　　定喘除瘿止鼻衄，臂内止痛最为神。

【穴名深意】天，天空，有上之意；府，聚集处。鼻通天气，聚处为
　　　　　　府为库，故名"天府"。

【标准定位】在臂前区，腋前纹头下3寸，肱二头肌桡侧缘处。

【取穴技巧】坐位，伸直上臂，腋下3寸，动脉中，用鼻尖点墨，到
　　　　　　处是穴。

【功效主治】近治作用：治疗上臂内侧痛。
　　　　　　远治作用：治疗气喘、瘿气、鼻衄。

【常用配穴】可配合谷凉血止血，治疗口鼻出血。

【针刺方法】直刺0.5~1寸。

侠白　LU4

【歌诀记忆】天府一去过侠白，分清降浊润脾燥。
　　　　　　咳喘烦满臂内痛，单针直入斗敌邪。

【穴名深意】穴在上膊，臑在内侧，白肉凸起前方，垂手夹腋之处，故
　　　　　　名"侠白"。

【标准定位】在臂前区，腋前纹头下4寸，肱二头肌桡侧缘处。

【功效主治】近治作用：治疗上臂内侧痛。
　　　　　　远治作用：治疗咳嗽、气喘、烦满。

【常用配穴】可配郄门、间使、大陵、内关、天泉治疗臂丛（正中）神
　　　　　　经痛。

【针刺方法】直刺0.5~1寸。

23

☆尺泽 LU5
合穴

【歌诀记忆】肘横纹中尺泽合，可直可点亦可灸。
　　　　　咳喘咯血肺满除，咽痛臂痛吐泻止。

【穴名深意】尺，小也；泽，池也。穴名意指侠白浊降之雨在地部形成的小泽。

【标准定位】在肘区，肘横纹上，肱二头肌腱桡侧缘凹陷中。

【取穴技巧】坐位，手掌向上，肘部稍微弯曲。用示指沿肘横纹从外侧向内侧触摸，在肘弯正中可摸到一条粗大的筋腱，沿此腱触及凹陷处，有酸胀感，即为此穴。

【功效主治】近治作用：治疗肘臂挛痛。
　　　　　远治作用：治疗咳嗽、气喘、咯血、潮热、胸部胀满、咽喉肿痛、吐泻、小儿惊风。

【常用配穴】可配孔最治疗咯血、潮热。

【针刺方法】直刺 0.8~1.2 寸，或点刺出血。

☆孔最 LU6
郄穴

【歌诀记忆】肺经郄穴为孔最，尺泽太渊五七分。
　　　　　咯血要穴咳喘治，咽痛臂痛痔疾良。

【穴名深意】孔，孔隙，孔窍；最，最要，最甚。因本穴擅长开瘀通窍，治孔窍病时最为有效和常用，故名"孔最"。

【标准定位】在前臂前区，腕掌侧远端横纹上 7 寸，尺泽与太渊连线上。

【取穴技巧】坐位，伸臂侧掌，先确定尺泽与太渊的位置，从两穴连线中点向上一横指，桡骨内侧外缘处，即为此穴。

【功效主治】近治作用：治疗肘臂挛痛。

远治作用：治疗咳嗽、气喘、咯血、咽喉肿痛。

特殊作用：治疗痔疾。

【常用配穴】可配尺泽、内关治疗急性咯血。

【针刺方法】直刺 0.5~1.2 寸，可灸。

☆列缺　LU7

络穴，八脉交会穴，通任脉

【歌诀记忆】肺经络穴为列缺，虎口相交食指末。

咳喘要穴半身瘫，头项咽牙腕痛止。

【穴名深意】列，陈列、排列，也可作裂开解；缺，凹陷，空隙。本穴
排列于腕上裂隙与衣袖边缘，故名"列缺"。

【标准定位】在前臂，腕掌侧远端横纹上 1.5 寸，拇短伸肌腱与拇长展
肌腱之间，拇长展肌腱沟的凹陷中。

【取穴技巧】两手虎口相交，一手示指压在另一手的桡骨茎突上，示指
尖端到达的凹陷处，触摸时可感有一裂隙，即为此穴。

【功效主治】近治作用：治疗半身不遂、腕痛无力。

远治作用：治疗咳喘、咽喉痛、口眼㖞斜、偏头痛、项强、
牙痛。

【常用配穴】可配太渊、尺泽、足三里治咯血。

【针刺方法】向上斜刺 0.3~0.8 寸。

经渠　LU8

经穴

【歌诀记忆】肺经经穴为经渠，寸口脉兮陷在中。

咳嗽气喘胸痛治，咽喉手腕止痛良。

【穴名深意】经，动而不居；渠，沟渠。其脉气流行不止，又于桡骨

茎突内侧与桡动脉之间，形成凹陷处，如沟渠之水，故名"经渠"。

【标准定位】在前臂前区，腕掌侧远端横纹上1寸，桡骨茎突与桡动脉之间。

【取穴技巧】坐位，伸臂侧掌，从腕横纹上一横指桡骨茎突的高点向内侧推至骨边处，可感觉其与桡动脉之间有一凹陷处，即为此穴。

【功效主治】近治作用：治疗手腕痛。

远治作用：治疗咳嗽、气喘、胸痛、咽喉肿痛。

【常用配穴】可配天府治疗咳喘。

【针刺方法】直刺0.3~0.5寸。

☆太渊 LU9
输穴，原穴，八会穴之脉会

【歌诀记忆】经渠正上寻太渊，肺经原输八会脉。

咳喘咯血胸痛治，咽痛腕痛无脉医。

【穴名深意】太，有大之意；渊，有深之意。此穴为肺经原穴，八会穴之脉会，脉气大会于此，博大而深，故名"太渊"。

【标准定位】在腕前区，桡骨茎突与舟状骨之间，拇长展肌腱尺侧凹陷中。

【取穴技巧】坐位，伸臂侧掌，在腕横纹桡侧轻触桡动脉，从感觉到搏动处稍往桡侧移动，至凹陷处，即为此穴。此穴正对经渠穴上方。

【功效主治】近治作用：治疗手腕痛。

远治作用：治疗咳嗽、气喘、咯血、胸痛、咽喉肿痛。

特殊作用：治疗多发性大动脉炎。

【常用配穴】可配俞府、风门、膻中、中府、手三里治疗哮喘气满、
　　　　　　肺胀不得卧。

【针刺方法】避开桡动脉直刺 0.3~0.5 寸。

☆鱼际　LU10
荥穴

【歌诀记忆】肺经荥火为鱼际，掌骨赤白肉际中。
　　　　　　可医咳咯掌中热，咽痛失音小儿疳。

【穴名深意】际，边际。此穴在拇短展肌，即拇指对掌肌之边缘，因
　　　　　　此处肌肉丰隆，形如鱼腹，又当赤白肉际相会之处，故
　　　　　　名"鱼际"。

【标准定位】在手外侧，第 1 掌骨桡侧中点赤白肉际处。

【取穴技巧】坐位，仰掌，在第 1 掌指关节后，第 1 掌骨中点，掌后
　　　　　　白肉隆起的边缘，按压有酸胀处，即为此穴。

【功效主治】近治作用：治疗掌中热。
　　　　　　远治作用：治疗咳嗽、咯血、发热、咽干、咽喉肿痛、
　　　　　　失音、小儿疳积。

【常用配穴】可配合谷、间使、神门、然谷、肺俞、肾俞治疗失音。

【针刺方法】直刺 0.5~1 寸。

☆少商　LU11
井穴

【歌诀记忆】肺经井木为少商，拇甲桡侧旁一分。
　　　　　　或直或平三棱刺，咽痛中风可救急。

【穴名深意】少，指小的意思；商，指五音之一，肺音为商。此穴为
　　　　　　肺经井穴，所出为井，穴名意指手太阴肺经脉气外发似

浅小水流。

【标准定位】在手指，拇指末节桡侧，指甲根角侧上方 0.1 寸（指寸）。

【取穴技巧】坐位，伸指俯掌，沿手拇指指甲底部与外侧缘引线的交点处，即为此穴。

【功效主治】近治作用：治疗手指挛痛。

远治作用：治疗咽喉肿痛、咳嗽、鼻衄。

特殊作用：治疗中风昏迷、中暑、癫狂、高热、小儿惊风。

【常用配穴】可配商阳、中冲、关冲、少冲、少泽治疗中风昏迷。

【针刺方法】直刺 0.1 寸，或向腕平刺 0.2~0.3 寸，或点刺出血，可灸。

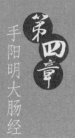

第一节　手阳明大肠经经脉循行和主治

经脉循行	大肠手阳明之脉，起于大指次指之端，循指上廉，出合谷两骨之间，上入两筋之中，循臂上廉，入肘外廉，上臑外前廉，上肩，出髃骨之前廉，上出于柱骨之会上，下入缺盆，络肺，下膈，属大肠。 其支者，从缺盆上颈，贯颊，入下齿中，还出挟口，交人中，左之右，右之左，上挟鼻孔
循行白话解	手阳明大肠经起于示指末端，沿示指桡侧向上，通过第1、第2掌骨之间，向上进入两筋（拇长伸肌腱和拇短伸肌腱）之间的凹陷处，沿前臂前方，至肘部外侧，再沿上臂外侧前缘，上走肩端，沿肩峰前缘，向上出于颈椎"手足三阳经聚会处"，再向下进入缺盆，联络肺脏，通过横膈，属于大肠。 缺盆部支脉：上走颈部，通过面颊，进入下齿龈，回绕至上唇，交叉于人中，左脉向右，右脉向左，分布在鼻孔两侧，与足阳明胃经相接
脏腑联络	属大肠，络肺，入下齿中，挟口、鼻
经脉主治	大肠疾患　　腹痛，肠鸣，泄泻，便秘，痢疾
	经脉循行部位的疾患　　咽喉肿痛，齿病，鼻流清涕或出血，本经循行部位疼痛，热肿或寒冷等

第二节　手阳明大肠经腧穴

【歌诀记忆】手阳明穴起商阳，二间三间合谷藏。

阳溪偏历温溜长，下廉上廉手三里。

曲池肘髎五里近，臂臑肩髃巨骨当。

天鼎扶突禾髎接，鼻旁五分号迎香。

☆商阳　LI1
井穴

【歌诀记忆】大肠井金为商阳，食甲桡侧旁一分。

　　　　　　善治咽痛下齿痛，耳鸣中风热无汗。

【穴名深意】本穴为手阳明大肠经之始穴，行于阳分。穴属金，五音对商，故名"商阳"。

【标准定位】在手指，示指末节桡侧，指甲根角侧上方0.1寸（指寸）。

【取穴技巧】坐位，伸指俯掌，沿手指指甲底部与拇侧缘引线的交点处，即为此穴。

【功效主治】近治作用：治疗手指麻木、肿痛。

　　　　　　远治作用：治疗咽喉肿痛、耳鸣耳聋、中风昏迷、热病无汗、下齿痛。

【常用配穴】可配合谷、阳谷、侠溪、厉兑、劳宫、腕骨治疗热病汗不出。

【针刺方法】浅刺0.1寸，或点刺出血。

二间　LI2
荥穴

【歌诀记忆】大肠荥穴为二间，商阳合谷等间分。

　　　　　　目齿咽喉肿痛宜，口眼㖞斜热病医。

【穴名深意】二，概数，在此表示较小之意；间，间隔、空隙，指本穴物质所处为空隙之处。穴名即对本穴气血物质所在的空间层次范围的说明。

【标准定位】在手指，第2掌指关节桡侧远端赤白肉际处。

【取穴技巧】坐位，微握拳，示指第2掌指关节前缘桡侧皮肤皱褶顶点，触之有凹陷处，即为此穴。

【功效主治】近治作用：治疗手指麻木。

　　　　　　远治作用：治疗齿痛、咽喉肿痛、口眼㖞斜、目痛、热病。

【常用配穴】可配合谷、肝俞、足三里治疗目痛红肿不明。

【针刺方法】直刺 0.2~0.4 寸。

☆三间　LI3
输穴

【歌诀记忆】大肠输木为三间，食指本节后内陷。

　　　　　　咽痛齿痛或身热，腹胀肠鸣均可医。

【穴名深意】间，间隙。此穴在手第 2 掌指关节后陷处，为手阳明大肠经第 3 个穴位，故名"三间"。

【标准定位】在手背，第 2 掌指关节桡侧近端凹陷中。

【取穴技巧】坐位，微握拳，沿示指桡侧的掌背交界线轻推，至示指第 2 掌指关节后缘可触及一凹陷处，即为此穴。

【功效主治】近治作用：治疗手背、手指肿痛。

　　　　　　远治作用：治疗咽喉肿痛、齿痛、身热、腹胀肠鸣。

【常用配穴】可配阳溪治疗喉痹、咽如哽。

【针刺方法】直刺 0.3~0.5 寸。

☆合谷　LI4
原穴

【歌诀记忆】大肠原穴为合谷，第二掌骨桡侧中。

　　　　　　头目齿咽腹痛良，外风中风兼喑喋。

【穴名深意】合，汇也，聚也；谷，两山之间的空隙也。穴名意指大肠经气血会聚于此并形成强盛的水湿风气场。

【标准定位】在手背，第 2 掌骨桡侧的中点处。

【取穴技巧】拇、示两指张开，以另一手的拇指指间横纹正对虎口指蹼缘上，屈指，拇指尖所指之处，按压有明显酸胀感，即为此穴。

【功效主治】近治作用：治疗局部疼痛、瘫痪、麻木、肿胀。

远治作用：治疗肩痛、肘关节痛、腕关节痛、腹痛、便秘、泄泻、面瘫、三叉神经痛、牙痛、鼻渊、鼻衄等。

特殊作用：治疗各种痛证、发热、热证、无汗、多汗。

【常用配穴】可配三阴交治疗月经不调。

【针刺方法】直刺 0.5~1 寸。

☆阳溪 LI5
经穴

【歌诀记忆】大肠经穴为阳溪，鼻烟壶兮内陷中。

头齿咽腕痛可刺，亦治头鸣与耳聋。

【穴名深意】本穴在腕中上侧两旁间凹陷处。穴当阳位，其处类似山溪，故名"阳溪"。

【标准定位】在腕区，腕背侧远端横纹桡侧，桡骨茎突远端，解剖学"鼻烟窝"凹陷中。

【取穴技巧】坐位，伸臂俯掌，拇指向上翘，可见腕横纹前鼓起一根筋，同时手掌缘也有稍微鼓起一根筋，两筋与腕骨、桡骨茎突所形成的凹陷处，即为此穴。

【功效主治】近治作用：治疗腕臂痛。

远治作用：治疗头痛、耳鸣耳聋、咽喉肿痛、齿痛。

【常用配穴】可配合谷治疗头痛。

【针刺方法】直刺 0.5~0.8 寸。

☆偏历　LI6
络穴

【歌诀记忆】大肠络穴为偏历，曲池阳溪四一点。
　　　　　　耳鸣耳聋臂酸痛，目赤鼻衄针刺良。

【穴名深意】偏，偏斜；历，经历。此穴为手阳明之络，脉气由此穴偏
　　　　　　侧别出，经过手阳明大肠经走向太阴之脉，故名"偏历"。

【标准定位】在前臂，腕背侧远端横纹上3寸，阳溪与曲池连线上。

【取穴技巧】坐位，两手虎口垂直相交，当中指端落于前臂背面，所
　　　　　　指凹陷处，即为此穴。

【功效主治】近治作用：治疗手臂酸痛。
　　　　　　远治作用：治疗耳鸣、耳聋、目赤、鼻衄、咽喉肿痛。

【常用配穴】可配肾俞、听会治疗耳聋。

【针刺方法】直刺0.3~0.5寸，斜刺1寸。

温溜　LI7
郄穴

【歌诀记忆】大肠郄穴为温溜，阳溪曲池五七分。
　　　　　　头咽肩腹痛可止，面肿疗疮亦可医。

【穴名深意】温，温热；溜与留同，含停留之意。此穴为手阳明大肠经
　　　　　　之郄穴，乃气血深聚之处。阳明为多气多血之经，阳气
　　　　　　温热，穴为阳气所注，故名"温溜"。

【标准定位】在前臂，腕背侧远端横纹上5寸，阳溪与曲池连线上。

【取穴技巧】坐位，伸臂，掌向下。先确定阳溪与曲池的位置，从阳溪
　　　　　　与曲池连线的中点，再向下一横指处，即为此穴。

【功效主治】近治作用：治疗手臂痛。
　　　　　　远治作用：治疗头痛、面肿、咽喉肿痛、肩背酸痛、疗疮、
　　　　　　肠鸣腹痛。

【常用配穴】可配曲池等治疗急性咽喉肿痛。

【针刺方法】直刺0.5~1寸。

下廉 LI8

【歌诀记忆】腹痛腹肿寻下廉，曲池阳溪一三定。
　　　　　头痛目痛肩臂痛，半身不遂眩晕效。

【穴名深意】廉，指边缘。穴在前臂边缘外侧凸起处，在下者为"下廉"。

【标准定位】在前臂，肘横纹下 4 寸，阳溪与曲池连线上。

【取穴技巧】坐位，伸臂，掌向下。先确定阳溪与曲池的位置，从阳溪
　　　　　与曲池连线的上 1/3 与下 2/3 交界处，即为此穴。

【功效主治】近治作用：治疗肘臂痛、半身不遂。

　　　　　远治作用：治疗头痛、眩晕、腹痛、腹胀、目痛。

【常用配穴】可配足三里治疗腹胀、腹痛。

【针刺方法】直刺 0.5~1 寸。

上廉 LI9

【歌诀记忆】肠鸣腹泻上廉从，手三里兮下一寸。
　　　　　可治头腹肩臂痛，亦医偏风与肠鸣。

【穴名深意】廉，指边缘。穴在前臂边缘外侧凸起处，在上者为"上廉"。

【标准定位】在前臂，肘横纹下 3 寸，阳溪与曲池连线上。

【取穴技巧】坐位，伸臂俯掌，先确定阳溪与曲池的位置，从肘横纹
　　　　　沿阳溪与曲池连线向下四横指处，即为此穴。

【功效主治】近治作用：治疗半身不遂、肩臂酸痛麻木。

　　　　　远治作用：治疗头痛、腹痛、肠鸣、腹泻。

【常用配穴】可配曲池、肩髃治疗臂痛。

【针刺方法】直刺 0.8~1 寸。

☆手三里 LI10

【歌诀记忆】腰扭伤刺手三里，肘横纹下二寸求。

腹齿肘痛上肢瘫，腹泻腹胀失音治。

【穴名深意】里，可作寸解。若屈肘取穴，此穴在肘端（肱骨外上髁）

下3寸处，故名"手三里"。

【标准定位】在前臂，肘横纹下2寸，阳溪与曲池连线上。

【取穴技巧】坐位，伸臂俯掌，先确定阳溪与曲池的位置，从曲池沿阳

溪与曲池连线向下三横指处，即为此穴。

【功效主治】近治作用：治疗肘臂疼痛、上肢瘫痪麻木。

远治作用：治疗腹痛、腹泻、腹胀、齿痛、失音。

【常用配穴】可配阳溪、悬颅治疗齿痛。

【针刺方法】直刺0.8~1.2寸。

☆曲池 LI11
合穴

【歌诀记忆】大肠合穴为曲池，垂直曲肘横纹末。

上肢疼痛或热病，降压疏风是良穴。

【穴名深意】曲，屈曲。此穴为手阳明之合，脉气流注此穴时，似水

注入池中。又取穴时，屈曲其肘，横纹头有凹陷，形似

浅池，故名"曲池"。

【标准定位】在肘区，尺泽与肱骨外上髁连线的中点处。

【取穴技巧】坐位，屈肘成直角，肘弯横纹尽头处，即为此穴。

【功效主治】近治作用：治疗半身不遂、手臂肿痛无力。

远治作用：治疗咽喉肿痛、齿痛、目赤痛、腹痛吐泻、痢疾。

特殊作用：治疗热病、风疹、高血压、瘰疬、癫狂。

【常用配穴】可配大椎、合谷治疗一切热病。

【针刺方法】直刺1~1.5寸。

肘髎 LI12

【歌诀记忆】大肠肘髎治麻木，肘臂酸痛兼挛急。
嗜睡亦可刺中求，肘骨外廉陷中定。

【穴名深意】肘，肘部，指穴所在部位；髎，孔隙，指穴内气血的运行通道。穴名意指大肠经经水由地之天部流入地之地部。

【标准定位】在肘区，肱骨外上髁上缘，髁上嵴的前缘。

【取穴技巧】坐位，屈肘，先确定曲池，从曲池向外上方轻推，至肱骨外侧髁上缘可触及一凹陷处，即为此穴。

【功效主治】近治作用：治疗肘臂部酸痛、麻木、挛急。

【常用配穴】可配手三里、肩髃治疗肘痛。

【针刺方法】直刺0.5~1寸。

手五里 LI13

【歌诀记忆】曲池肩髃往三寸，通经活络手五里。
肘臂疼痛兼挛急，直刺可灸治瘰疬。

【穴名深意】里指邑、居的意思。《灵枢·玉版》载："迎之五里，中道而止，五至而已，五往而脏之气尽矣。"穴系五脏之气，故名"手五里"。

【标准定位】在臂部，肘横纹上3寸，曲池与肩髃连线上。

【取穴技巧】坐位，抬臂屈肘，先取曲池与肩髃的位置，从曲池沿曲池与肩髃连线向上四横指，所及肱骨桡侧缘的凹陷处，即为此穴。

【功效主治】近治作用：治疗肘臂疼痛挛急、瘰疬。

【常用配穴】可配肩髃、曲池治疗肘臂挛痛。

【针刺方法】直刺0.8~1寸。

☆臂臑 LI14

【歌诀记忆】曲池肩髃往七寸，臂臑除却瘰疬疾。
肩背疼痛或目病，颈项拘挛针下除。

【穴名深意】臂，指穴之所在；臑，动物的前肢，为灵巧、好动之意，指穴内的气血由大肠经各穴中上行的阳气聚集而成。阳气充盛而使臂能活动自如，故名"臂臑"。

【标准定位】在臂部，曲池上 7 寸，三角肌前缘处。

【取穴技巧】坐位，屈肘，紧握拳，上肢用力令其紧张，则上臂可见明显隆起（三角肌），在其下端偏内侧处，按压有酸胀感，即为此穴。

【功效主治】近治作用：治疗肩背疼痛。
远治作用：治疗瘰疬、目疾、颈项拘挛。

【常用配穴】可配强间治疗项强。

【针刺方法】直刺或向上斜刺 0.8~1.5 寸。

☆肩髃 LI15

【歌诀记忆】展臂肩峰前下凹，肩髃可止肩臂痛。
半身不遂臂挛急，瘾疹瘰疬从之宜。

【穴名深意】髃，髃骨，为肩端之骨。此穴在肩端部肩峰与肱骨大结节之间，故名"肩髃"。

【标准定位】在三角肌区，肩峰外侧缘前端与肱骨大结节两骨间凹陷中。

【取穴技巧】坐位，上臂外展，在肩部高骨（锁骨肩峰端）外，可见肩关节上出现两个凹陷，前面的凹陷处，即为此穴。

【功效主治】近治作用：治疗肩臂疼痛、半身不遂、手臂挛急。
远治作用：治疗瘰疬。
特殊作用：治疗瘾疹。

【常用配穴】可配曲池、血海治疗荨麻疹。

【针刺方法】直刺或向下斜刺 0.8~1.5 寸。

巨骨　LI16

【歌诀记忆】肩尖端寻巨骨穴，两叉骨罅间陷中。

　　　　　　肩臂疼痛难伸举，瘰瘿可治忌深刺。

【穴名深意】巨，大。巨骨，指缺盆骨，现称锁骨。此穴在锁骨肩峰端与肩胛冈之间凹陷处，故名"巨骨"。

【标准定位】在肩胛区，锁骨肩峰端与肩胛冈之间凹陷中。

【取穴技巧】正坐垂肩，肩锁关节后缘，当锁骨与肩胛冈形成的叉骨间，即为此穴。

【功效主治】近治作用：治疗肩背及上臂疼痛、伸展及抬举不便、瘰疬、瘿气。

【常用配穴】可配前谷治疗臂不举。

【针刺方法】直刺 0.4~0.6 寸，不可深刺，以免刺入胸腔造成气胸。

天鼎　LI17

【歌诀记忆】大肠阳明天鼎穴，扶突缺盆中点定。

　　　　　　善治咽痛与暴喑，气梗梅核兼瘰疬。

【穴名深意】鼎，三足两耳，似人头颈。本穴在颈，接近于头，吸入天气之重要门户，故名"天鼎"。

【标准定位】在颈部，横平环状软骨，胸锁乳突肌后缘。

【功效主治】近治作用：治疗咽喉肿痛、暴喑、气梗、梅核气、瘰疬。

【常用配穴】可配颧髎、四白治疗面瘫。

【针刺方法】直刺 0.3~0.5 寸。

扶突　LI18

【歌诀记忆】止呃特效扶突穴，人迎后兮一寸五。
　　　　　　止咳平喘疗咽痛，暴喑瘰疬瘿气治。

【穴名深意】扶，帮助、扶持也；突，冲也。穴名意指大肠经经气在
　　　　　　外热的扶助下上行天部。

【标准定位】在胸锁乳突肌区，横平喉结，胸锁乳突肌前、后缘中间。

【取穴技巧】正坐位，头微侧，手指置于平喉结的胸锁乳突肌肌腹中
　　　　　　点，按压有酸胀感处，即为此穴。

【功效主治】近治作用：治疗咳嗽、气喘、咽喉肿痛、暴喑、瘰疬、瘿气。
　　　　　　特殊作用：治疗呃逆。

【常用配穴】可配合谷治疗瘿气。

【针刺方法】直刺 0.5~0.8 寸。

口禾髎　LI19

【歌诀记忆】鼻孔下寻口禾髎，夹水沟旁五分处。
　　　　　　直刺忌灸止鼻衄，鼻塞不通与口喎。

【穴名深意】禾，指粮食；髎，同窌，意为孔穴。谷物从口入，穴近口处，
　　　　　　内对两齿（门齿及尖齿）牙根间凹陷处，故名"口禾髎"。

【标准定位】在面部，横平人中沟上 1/3 与下 2/3 交点，鼻孔外缘直下。

【取穴技巧】正坐仰靠或仰卧，在鼻孔外缘直下水沟穴旁开 0.5 寸处，
　　　　　　即为此穴。

【功效主治】近治作用：治疗口喎、鼻塞不通、鼻衄。

【常用配穴】可配迎香、上星、五处、水沟、风府、百劳、太渊治疗
　　　　　　鼻塞、不辨香臭。

【针刺方法】直刺 0.3~0.5 寸，不宜灸。

☆ 迎香　LI20

【歌诀记忆】鼻疾常寻迎香穴，鼻翼沟旁中陷中。
　　　　　　鼻塞口㖞疗效彰，止衄止痒驱蛔良。

【穴名深意】此穴在鼻旁，因能主治"鼻鼽不利，窒洞气塞"，鼻塞
　　　　　　不闻香臭，故名"迎香"。

【标准定位】在面部，鼻翼外缘中点旁，鼻唇沟中。

【取穴技巧】正坐位，用手指从鼻翼沿唇沟向上推，至中点处可触及一
　　　　　　凹陷，按压有酸胀感处，即为此穴。

【功效主治】近治作用：治疗鼻塞不通、鼻衄、面瘫、三叉神经痛、面
　　　　　　肌痉挛。
　　　　　　特殊作用：治疗胆道蛔虫病。

【常用配穴】可配人中、上星、太渊治疗鼻塞、不闻香臭。

【针刺方法】直刺或向上斜刺 0.2~0.5 寸，不宜灸。

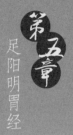
第一节　足阳明胃经经脉循行和主治

经脉循行	胃足阳明之脉，起于鼻，交頞中，旁约太阳之脉，下循鼻外，入上齿中，还出挟口，环唇，下交承浆，却循颐后下廉，出大迎，循颊车，上耳前，过客主人，循发际，至额颅。 其支者，从大迎前，下人迎，循喉咙，入缺盆，下膈，属胃，络脾。 其直者，从缺盆下乳内廉，下挟脐，入气街中。 其支者，起于胃口，下循腹里，下至气街中而合。以下髀关，抵伏兔，下膝膑中，下循胫外廉，下足跗，入中指内间。 其支者，下膝三寸而别，下入中指外间。 其支者，别跗上，入大指间，出其端	
循行白话解	足阳明胃经起于鼻翼两侧，上行到鼻根部，与旁侧足太阳经交会，向下沿鼻的外侧，进入上齿龈内，回出环绕口唇，向下交会于颏唇沟承浆处，再向后沿着口腮后下方，出于下颌大迎处，沿着下颌角颊车，上行耳前，经过上关，沿着发际，到达前额。 面部支脉：从大迎前下走人迎，沿着喉咙，进入缺盆部，向下通过横膈，属于胃，联络脾脏。 缺盆部直行的脉：经乳头，向下挟脐旁，进入少腹两侧气冲。 胃下口部支脉：沿着腹里向下到气冲会合，再由此下行至髀关，直抵伏兔部，下至膝盖，沿着胫骨外侧前缘，下经足跗，进入第2足趾外侧端。 胫部支脉：从膝下3寸处分出，进入足中趾外侧端。 足跗部支脉：从跗上分出，进足大趾内侧端，与足太阴脾经相接	
脏腑联络	属胃，络脾，起于鼻，入上齿，环口挟唇，循喉咙	
经脉主治	消化系统疾患	胃痛，呕吐，腹痛，腹胀，肠鸣，泄泻，痢疾，便秘，肠痈，消化不良等
	头面五官病	头痛，眩晕，面痛面瘫，流涎，面颊肿，齿痛，鼻衄，牙关紧闭，目赤肿痛，迎风流泪，目翳，咽喉肿痛，耳聋，耳鸣等
	经脉循行部位的疾病	下肢痿痹，膝痛，脚气，下肢不遂，乳房病变等

第二节 足阳明胃经腧穴

【歌诀记忆】四十五穴足阳明，承泣四白巨髎经。

地仓大迎颊车停，下关头维对人迎。

水突气舍连缺盆，气户库房屋翳屯。

膺窗乳中沿乳根，不容承满梁门起。

关门太乙滑肉门，天枢外陵大巨存。

水道归来气冲次，髀关伏兔走阴市。

梁丘犊鼻足三里，上巨虚连条口位。

下巨虚跳上丰隆，解溪冲阳陷谷中。

内庭厉兑经穴终。

☆承泣 ST1

【歌诀记忆】瞳孔直下球眶间，闭目缓刺承泣穴。

疏风明目须慎灸，出针久按防血流。

【穴名深意】穴处俗名泪窝，故名"承泣"。

【标准定位】在面部，眼球与眶下缘之间，瞳孔直下。

【取穴技巧】正坐或仰卧位，直视前方，此时瞳孔正下方眼球与眼眶下缘之间眶骨边缘处，即为此穴。

【功效主治】近治作用：治疗目赤痛痒、目翳、眼睑𥆧动、迎风流泪、头面疼痛、口眼㖞斜。

【常用配穴】可配阳白、地仓、颊车、合谷治疗口眼㖞斜；可配攒竹治疗眼睑𥆧动。

【针刺方法】嘱患者闭目，医者押手轻轻固定眼球，刺手持针紧靠眶下缘直刺0.5~1寸，针刺时，应缓慢进针，不宜提插，以防刺破血管，引起眶内出血，不宜灸。

☆四白　ST2

【歌诀记忆】四白眶下孔处寻，半寸直刺透睛明。
　　　　　　擅疗目疾同承泣，头痛眩晕亦可平。

【穴名深意】白，明也，日光所照也。穴在目下一寸，主目疾，使目明
　　　　　　四方，故名"四白"。

【标准定位】在面部，眶下孔处。

【取穴技巧】正坐或仰卧位，直视前方，瞳孔直下，沿眼眶骨向下约
　　　　　　2cm可触及一凹陷（眶下孔），按压有酸胀感处，即为此穴。

【功效主治】近治作用：治疗面痛、口眼㖞斜、眼睑眴动、目赤肿痛、
　　　　　　夜盲、目翳、迎风流泪、头痛、眩晕。

【常用配穴】可配风池、睛明、耳尖放血，治疗目赤肿痛；可配攒竹、
　　　　　　颊车、下关、地仓、足三里、合谷等治疗口眼㖞斜。

【针刺方法】直刺0.3~0.5寸，或沿皮透刺睛明，或向外上方斜刺0.5
　　　　　　寸入眶下孔，不宜灸。

巨髎　ST3

【歌诀记忆】瞳孔直下寻巨髎，横平鼻翼下缘交。
　　　　　　针刺八分疏经络，齿痛面瘫均可疗。

【穴名深意】穴在上颚骨与颧骨接缝中，为面骨巨隙，故名"巨髎"。

【标准定位】在面部，横平鼻翼下缘，瞳孔直下。

【取穴技巧】正坐或仰卧位，直视前方，沿瞳孔直下垂直线向下轻推，
　　　　　　至与鼻翼下缘水平线的交点，按之有凹陷处，即为此穴。

【功效主治】近治作用：治疗口眼㖞斜、眼睑眴动、鼻衄、齿痛、面痛、
　　　　　　唇颊肿。

【常用配穴】可配合谷治疗齿痛；可配地仓、颊车治疗口㖞。

【针刺方法】直刺0.5~0.8寸。

☆地仓　ST4

【歌诀记忆】口角旁开零点四，或平或斜或透刺。

面瘫口㖞唇不收，揉摩地仓皆可治。

【穴名深意】人含食物常积储腮齿之间，故喻其处为仓。又因其位于口角旁，故名"地仓"，口通地气也。

【标准定位】在面部，口角旁开 0.4 寸（指寸）。

【取穴技巧】1. 正坐或仰卧位，直视前方，沿瞳孔直下垂直线向下轻推，至与口角水平线相交，按压有酸胀感处，即为此穴。

2. 沿口角向外侧轻压，在距口角 0.4 寸左右，按压有酸胀感处，即为此穴。

【功效主治】近治作用：治疗口眼㖞斜、口角㖤动、齿痛、唇缓不收、语言謇涩。

【常用配穴】可配颊车、合谷治疗口㖞、流涎。

【针刺方法】斜刺或平刺 0.5~0.8 寸，或向迎香、颊车方向透刺 1~2 寸。

大迎　ST5

【歌诀记忆】大迎咬肌附着前，牙痛面瘫不能言。

须避动脉方直刺，或斜透向地仓边。

【穴名深意】大，指大气；迎，迎接。大迎，古骨名，指其可以迎受先后天之气于大迎骨之处，故名"大迎"。

【标准定位】在面部，下颌角前方，咬肌附着部的前缘凹陷中，面动脉搏动处。

【取穴技巧】正坐或仰卧位，闭口鼓气，下颌角前下方出现一沟形凹陷，此凹陷下端按之有搏动感处，即为此穴。

【功效主治】近治作用：治疗牙关紧闭、齿痛、口㖞、颊肿、面肿、面痛、口唇㖤动。

【常用配穴】可配颊车治疗齿痛。

【针刺方法】避开动脉，直刺 0.3~0.5 寸，或向地仓方向刺。

☆颊车　ST6

【歌诀记忆】颌角前上一横指，闭口咬牙肌隆起。

　　　　　　齿痛颊肿寻颊车，直刺透刺均可宜。

【穴名深意】颊，面颊，此处指上颌骨；车，车轮，指下颌骨。颊车指下颌关节可以转动之处，故名"颊车"。

【标准定位】在面部，下颌角前上方一横指（中指）。

【取穴技巧】正坐或仰卧位，上下齿咬紧时，隆起的咬肌高点处，按之凹陷，有酸胀感，即为此穴。

【功效主治】近治作用：治疗口眼㖞斜、颊肿、齿痛、牙关紧闭、面肌痉挛。

【常用配穴】可配地仓治疗口眼㖞斜。

【针刺方法】直刺 0.3~0.5 寸，或向地仓透刺 1~1.5 寸。

☆下关　ST7

【歌诀记忆】颧弓中央下凹陷，消肿止痛下关验。

　　　　　　深刺定不可张嘴，聪耳通络效立现。

【穴名深意】关，为开阖之枢机。此穴有关牙齿开阖，故称之以"关"，因其在颧骨弓下，且与上关相对，故名"下关"。

【标准定位】在面部，颧弓下缘中央与下颌切迹之间凹陷中。

【取穴技巧】正坐或仰卧位，由耳屏向前一横指可触及一高骨，其下方有一凹陷，若张口则该凹陷闭合并突起，按之酸胀，此凹陷处，即为此穴。

【功效主治】近治作用：治疗口㖞、面痛、齿痛、下颌关节脱位、牙关紧闭、耳鸣、耳聋。

【常用配穴】可配合谷治疗阳明热邪上扰之齿痛；可配大迎、颊车、地仓、巨髎、风池治疗风痰阻络之面瘫；可配听宫、太冲、中渚治疗肝胆火旺耳聋。

【针刺方法】直刺或斜刺 0.5~1 寸。

☆头维　ST8

【歌诀记忆】额角入发半寸离，三分刺入只沿皮。
　　　　　头目疼痛多流泪，头维针之灸不宜。

【穴名深意】维，护持也。穴在额角，犹牴角之作防御也，故名"头维"。

【标准定位】在头部，额角发际直上 0.5 寸，头正中线旁开 4.5 寸。

【取穴技巧】正坐或仰卧位，从额角向发际里轻推约一指宽，咀嚼，可觉肌肉鼓动之处，即为此穴。

【功效主治】近治作用：治疗头痛、目眩、迎风流泪、眼睑𥆧动、视物不明、目痛。

【常用配穴】可配合谷治疗头痛；可配太冲治疗目眩。

【针刺方法】向后平刺 0.5~0.8 寸，或横刺透率谷，不宜灸。

☆人迎　ST9

【歌诀记忆】人迎颈部喉结旁，胸锁乳突肌前缘。
　　　　　半寸直刺避动脉，禁灸定喘散结良。

【穴名深意】穴在额下、颈部两侧，迎前显见之处，亦即饮食吞咽、人事送迎之处，故名"人迎"。

【标准定位】在颈部，横平喉结，胸锁乳突肌前缘，颈总动脉搏动处。

【取穴技巧】正坐或仰卧位，头微抬，从喉结往外侧二横指，可感胸锁
乳突肌前缘颈部动脉搏动处，即为此穴。

【功效主治】近治作用：治疗咽喉肿痛、瘰疬。

特殊作用：治疗高血压、头痛。

【常用配穴】可配大椎、太冲治疗高血压。

【针刺方法】避开颈总动脉，直刺 0.3~0.8 寸，不宜灸。

水突　ST10

【歌诀记忆】水突位于颈侧边，人迎气舍间中点。

平喘直刺三五分，理气化痰兼利咽。

【穴名深意】穴在人迎之下。于喉结两旁，当人饮食下咽时，本穴向
上冲动，气向上冲，即突之意也，气水同源，故名"水突"。

【标准定位】在颈部，横平环状软骨，胸锁乳突肌前缘。

【取穴技巧】正坐或仰卧位，先确定人迎和气舍的位置，取一标明二
等分的弹性皮筋，拉长皮筋，使其两端点分别对应人迎
和气舍，皮筋的中点对应处（处于胸锁乳突肌的前缘），
按压有酸胀感处，即为此穴。

【功效主治】近治作用：治疗咳嗽、气喘、咽喉肿痛、呃逆、瘰疬、
瘿气。

【常用配穴】可配天突治疗咳嗽、气喘。

【针刺方法】直刺 0.3~0.5 寸。

气舍　ST11

【歌诀记忆】气舍锁骨上小窝，胸锁乳突两头间。

调气化瘀兼散结，瘰疬直刺半分求。

【穴名深意】本穴与下腹部气冲相应。当人吸气足量时，则肺气上抵气舍；努力持重时，本穴亦充胀，是为气之住舍，故名"气舍"。

【标准定位】在胸锁乳突肌区，锁骨上小窝，锁骨胸骨端上缘，胸锁乳突肌胸骨头与锁骨头中间的凹陷中。

【取穴技巧】正坐或仰卧位，用力侧转头，可见颈部明显隆起的胸锁乳突肌，在胸锁乳突肌的胸骨头、锁骨头和锁骨根部围成的凹陷中，按压有痛感处，即为此穴。

【功效主治】近治作用：治疗咽喉肿痛、咳嗽、气喘、呃逆、瘿气、瘰疬、项强。

【针刺方法】直刺 0.3~0.5 寸。

缺盆 ST12

【歌诀记忆】缺盆四寸去正中，锁骨上缘凹陷中。
咳嗽气喘咽喉痛，切忌深刺防气胸。

【穴名深意】本穴在乳头直上锁骨上缘凹陷正中。因在缺盆骨上，故名。

【标准定位】在颈外侧区，锁骨上大窝，锁骨上缘凹陷中，前正中线旁开 4 寸。

【取穴技巧】坐位，仰头，乳中线直上可触及一长骨（锁骨），此骨上方有一凹陷（锁骨上窝），凹陷中点，按压酸胀处，即为此穴。

【功效主治】近治作用：治疗咳嗽气喘、咽喉肿痛、缺盆中痛、瘰疬。

【常用配穴】可配膻中、巨阙治疗咳嗽。

【针刺方法】直刺或向后背斜刺 0.3~0.5 寸，不可深刺以防刺伤胸膜引起气胸。

气户 ST13

【歌诀记忆】锁骨下缘距中四，或斜或平禁直刺。
　　　　　喘咳胸痛或胀满，求之气户方可治。

【穴名深意】穴在肺之上部，平于云门。云门与气户意义相同。以其治证多属气分，补泻兼宜，犹开之则行，阖之则藏，故名"气户"。

【标准定位】在胸部，锁骨下缘，前正中线旁开4寸。

【取穴技巧】正坐仰靠位，乳中线与锁骨下缘相交的凹陷（锁骨下窝）处，按压有酸胀感，即为此穴。

【功效主治】近治作用：治疗咳喘、胸痛、呃逆、胁肋疼痛。

【常用配穴】可配肺俞治疗喘咳。

【针刺方法】沿肋间隙向外斜刺或平刺0.5~0.8寸。

库房 ST14

【歌诀记忆】库房位于乳中线，相交第一肋骨间。
　　　　　胸胁胀痛唾脓血，可灸勿直针宜斜。

【穴名深意】本穴治症，多关肺脏，犹肺之储藏室也。所治均属实证，有如宿积者，故名"库房"。

【标准定位】在胸部，第1肋间隙，前正中线旁开4寸。

【取穴技巧】正坐或仰卧位，从乳头（乳头距前正中线4寸，所在间隙平第4肋间隙）沿垂直线向上摸3个肋间隙（第1肋间隙），按压有酸胀感处，即为此穴。

【功效主治】近治作用：治疗咳嗽、气喘、胸胁胀痛、咳唾脓血。

【常用配穴】可配屋翳治疗胸胁胀痛。

【针刺方法】沿肋间隙向外斜刺或平刺0.5~0.8寸。

屋翳　ST15

【歌诀记忆】屋翳亦对乳中线，相交第二肋骨间。
　　　　　　止咳化痰消乳痈，斜刺平刺效立验。

【穴名深意】翳，有华盖之意也。本穴上有库房之房，下有膺窗之窗，
　　　　　　犹屋檐之遮翳，故名"屋翳"。

【标准定位】在胸部，第 2 肋间隙，前正中线旁开 4 寸。

【取穴技巧】正坐或仰卧位，从乳头沿垂直线向上摸 2 个肋间隙（第 2
　　　　　　肋间隙），按压有酸胀感处，即为此穴。

【功效主治】近治作用：治疗咳嗽、气喘、胸胁胀痛、咳唾脓血、乳痈。
　　　　　　特殊作用：治疗身肿、皮肤疼痛。

【常用配穴】可配天宗治疗乳痈。

【针刺方法】沿肋间隙向外斜刺或平刺 0.5~0.8 寸。

膺窗　ST16

【歌诀记忆】膺窗乳中线直下，第三肋间相交叉。
　　　　　　喘嗽胸痛乳腺炎，或斜或平勿直扎。

【穴名深意】膺，指前胸，又指壅塞之意。窗，屋上通风采光的洞口。
　　　　　　本穴可开通壅塞之处使气通畅，故名"膺窗"。

【标准定位】在胸部，第 3 肋间隙，前正中线旁开 4 寸。

【取穴技巧】正坐或仰卧位，从乳头沿垂直线向上摸 1 个肋间隙（第 3
　　　　　　肋间隙），按压有酸胀感处，即为此穴。

【功效主治】近治作用：治疗咳嗽、气喘、胸满、胸痛、乳痈。

【常用配穴】可配太冲治疗唇肿；可配乳根、神阙、冲门治疗乳腺炎。

【针刺方法】沿肋间隙向外斜刺或平刺 0.5~0.8 寸。

【歌诀记忆】乳中四肋乳中央，只作标记不开张。

【穴名深意】穴在乳头正中也，故名"乳中"。

【标准定位】在胸部，乳头中央。

【取穴技巧】正坐或仰卧位，乳头所在处，即为此穴。

【功效主治】近治作用：治疗乳痈。

　　　　　　特殊作用：治疗滞产。

【常用配穴】可配会阴、会阳、京门治疗性冷淡；可配足通谷、太冲、
　　　　　　丝竹空治疗癫痫；可配会阴治疗产后出血。

【针刺方法】本穴不针不灸，只作胸腹部腧穴的定位标志。

乳根　ST18

【歌诀记忆】去中四寸寻乳根，五肋间隙此穴针。

　　　　　　乳痛乳少及胸痛，斜刺直刺只四分。

【穴名深意】穴在乳房下缘，故名"乳根"。

【标准定位】在胸部，第 5 肋间隙，前正中线旁开 4 寸。

【取穴技巧】从乳头沿垂直线向下摸 1 个肋间隙（第 5 肋间隙），按压
　　　　　　有酸胀感处，即为此穴。

【功效主治】近治作用：治疗乳痈、乳癖、乳少、胸痛、咳嗽、呃逆。

【常用配穴】可配少泽、膻中治疗乳痈；可配少泽、足三里治疗乳少。

【针刺方法】沿肋间隙向外斜刺或平刺 0.5~0.8 寸。

不容　ST19

【歌诀记忆】阙旁二寸脐上六，直刺半寸或一寸。
　　　　　食欲不振此最宜，呕吐胃痛皆可救。

【穴名深意】本穴治呕吐不食及两胁膜胀，有不可容物之势，故名"不
　　　　　容"。"不"字，有时音义同"痞"，具有痞满之意。

【标准定位】在上腹部，脐中上6寸，前正中线旁开2寸。

【取穴技巧】从胸剑联合中点（歧骨）沿正中线向下三横指，再水平旁
　　　　　开三横指，按压有酸胀感处，即为此穴。

【功效主治】近治作用：治疗胃痛、呕吐、腹胀、食欲不振。

【常用配穴】可配中脘治疗胃病。

【针刺方法】直刺0.5~1寸。

承满　ST20

【歌诀记忆】不容一寸下承满，腹胀胃痛及胃反。
　　　　　可刺可灸理胃气，肠鸣吐血亦可拦。

【穴名深意】本穴治上气喘满之实证，承前穴不容之意也。两穴均属意
　　　　　于满，故名"承满"。

【标准定位】在上腹部，脐中上5寸，前正中线旁开2寸。

【取穴技巧】先确定不容的位置，从不容垂直向下一横指，按压有酸胀
　　　　　感处，即为此穴。

【功效主治】近治作用：治疗胃痛、呕吐、腹胀、肠鸣、食欲不振。

【常用配穴】可配足三里治疗胃痛。

【针刺方法】直刺0.5~1寸。

☆梁门 ST21

【歌诀记忆】梁门脐上四寸取，正中旁开二寸许。
  消积化滞兼和胃，胃病灸刺此穴举。

【穴名深意】横木为梁。门，出入通达之处。梁门，战国古地名，借喻
  为五谷入胃所由之路。穴在承满之下方，正为粮谷下行
  之门户，故名"梁门"。

【标准定位】在上腹部，脐中上4寸，前正中线旁开2寸。

【取穴技巧】取肚脐与胸剑联合连线的中点，再水平旁开三横指，按压
  有酸胀感处，即为此穴。

【功效主治】近治作用：治疗胃痛、呕吐、腹胀、食欲不振、大便溏薄。

【常用配穴】可配梁丘、中脘、足三里治疗胃痛。

【针刺方法】直刺0.5~1寸。

关门 ST22

【歌诀记忆】脐上三寸建里旁，泄泻不止关门忙。
  脾胃不和身多疾，利水消肿此穴长。

【穴名深意】关，关藏，关闭。门，出入通达之处，指其为纳谷与收
  藏水谷之门户。穴居胃底，为胃之关。又可治完谷不化、
  大肠滑泄诸病。关门之名具双重意义，故名"关门"。

【标准定位】在上腹部，脐中上3寸，前正中线旁开2寸。

【取穴技巧】从肚脐沿前正中线向上四横指，再水平旁开三横指，按压
  有酸胀感处，即为此穴。

【功效主治】近治作用：治疗腹痛、腹胀、肠鸣泄泻、食欲不振。

【常用配穴】可配足三里、水分治疗肠鸣腹泻。

【针刺方法】直刺0.5~1寸。

太乙　ST23

【歌诀记忆】关门一寸下太乙，化痰和胃可调脾。
　　　　　或灸或刺能清心，心烦吐舌癫狂已。

【穴名深意】本穴平于下脘，穴底挨近脾脏，并胰而言；内应小肠，
　　　　　小肠多曲，以及横结肠两曲端，亦太乙曲屈之象也。又
　　　　　占"乙"字于字义为肠，即喻肠道多曲也，故名"太乙"。

【标准定位】在上腹部，脐中上2寸，前正中线旁开2寸。

【取穴技巧】从肚脐沿前正中线向上三横指，再水平旁开三横指，按压
　　　　　有酸胀感处，即为此穴。

【功效主治】近治作用：治疗腹痛、腹胀。
　　　　　特殊作用：治疗心烦、癫狂、吐舌。

【常用配穴】可配中脘治疗胃痛。

【针刺方法】直刺0.8~1.2寸。

滑肉门　ST24

【歌诀记忆】滑肉门脐上一寸，距中旁开两寸处。
　　　　　和胃止呕与镇惊，腹泻癫狂刺无误。

【穴名深意】滑，光滑，滑利，滑动；肉，肌肉；门，通往与指向之意。
　　　　　本穴内应腹膜油脂，外应松皮软肉，为通向腹腔滑肉之
　　　　　处，故名"滑肉门"。

【标准定位】在上腹部，脐中上1寸，前正中线旁开2寸。

【取穴技巧】从肚脐沿前正中线向上一横指，再水平旁开三横指，按压
　　　　　有酸胀感处，即为此穴。

【功效主治】近治作用：治疗呕吐、腹胀、腹痛、腹泻。
　　　　　特殊作用：治疗癫狂、吐舌。

【常用配穴】可配足三里治疗胃痛。

【针刺方法】直刺0.8~1.2寸。

☆天枢　ST25
大肠募穴

【歌诀记忆】天枢脐中两寸旁，泄泻痢疾脾胃伤。
　　　　　　兼治膨胀癥瘕病，艾火多加体必康。

【穴名深意】天，天地，此指人之上下半身而言；枢，枢机，枢纽。天枢，
　　　　　　本为北斗第一星，此借喻为天地之枢机。穴名意指穴居
　　　　　　人身上下枢要之处也。

【标准定位】在腹部，横平脐中，前正中线旁开2寸。

【功效主治】近治作用：治疗腹痛、腹胀、肠鸣、泄泻、便秘、肠痈、
　　　　　　疝气、月经不调。
　　　　　　特殊作用：治疗热病、水肿。

【常用配穴】可配上巨虚治疗急性细菌性痢疾；可配足三里治疗小儿
　　　　　　腹泻；可配上巨虚、阑尾治疗急性阑尾炎；可配大肠俞、
　　　　　　足三里治疗肠炎。

【针刺方法】直刺1~1.5寸。

外陵　ST26

【歌诀记忆】外陵天枢一寸下，腹痛疝气用无差。
　　　　　　痛经直刺一寸半，妇人经痛亦不怕。

【穴名深意】外，指身体的表面；陵，隆起的丘陵。外陵，为腹壁内
　　　　　　虚外实之象。外陵者，腹壁丰满隆起，有如地面之丘陵，
　　　　　　相对于腹中之空匮而言也，故名"外陵"。

【标准定位】在下腹部，脐中下1寸，前正中线旁开2寸。

【取穴技巧】从肚脐沿前正中线向下一横指，再水平旁开三横指，按压
　　　　　　有酸胀感处，即为此穴。

【功效主治】近治作用：治疗腹胀、腹痛、疝气、痛经。

【常用配穴】可配子宫、三阴交缓解痛经；可配天枢、足三里、中脘缓解胃痛；可配阑尾、足三里治疗阑尾炎。

【针刺方法】直刺 1~1.5 寸。

大巨　ST27

【歌诀记忆】脐下二寸石门边，功效不离脾胃间。
　　　　　　理气消胀复利水，灸刺大巨可康健。

【穴名深意】本穴内应小肠及膀胱部位。小肠属手太阳经，膀胱属足太阳经，二经俱称巨阳。又古太与大通，故本穴命名取"大巨"二字，以其功用在两太阳经也。

【标准定位】在下腹部，脐中下 2 寸，前正中线旁开 2 寸。

【取穴技巧】从肚脐沿前正中线向下三横指，再水平旁开三横指，按压有酸胀感处，即为此穴。

【功效主治】近治作用：治疗小腹胀满、腹痛、小便不利、疝气、遗精、早泄。
　　　　　　特殊作用：治疗惊悸不眠。

【常用配穴】可配中极、次髎治疗小便不利。

【针刺方法】直刺 1~1.5 寸。

水道　ST28

【歌诀记忆】脐下三寸关元旁，二寸旁开正中央。
　　　　　　清利湿热通水道，主治水病功效良。

【穴名深意】水，水液，水津；道，道理，道路。水乃长养万物之大道，本穴能行水利尿，故名"水道"。

【标准定位】在下腹部，脐中下 3 寸，前正中线旁开 2 寸。

【取穴技巧】从肚脐沿前正中线向下四横指，再水平旁开三横指，按压有酸胀感处，即为此穴。

【功效主治】近治作用：治疗小腹胀满、腹痛、痛经、不孕、阴中痛、小便不利。

【常用配穴】可配筋缩治疗脊强。

【针刺方法】直刺 1~1.5 寸。

☆归来　　ST29

【歌诀记忆】中线二寸来旁开，脐下四寸中极外。
　　　　　　阴部寒病刺归来，疏肝调经兼止带。

【穴名深意】归来，返回之意。此穴对卵缩和阴下脱诸病，有促使恢复的作用。归来者，能使不归之气，返回本位，故名"归来"。

【标准定位】在下腹部，脐中下 4 寸，前正中线旁开 2 寸。

【取穴技巧】从耻骨联合上缘中点沿前正中线向上一横指，再水平旁开三横指，按压有酸重沉闷感处，即为此穴。

【功效主治】近治作用：治疗小腹疼痛、妇人阴冷肿痛、月经不调、闭经、痛经、子宫脱垂、带下病、茎中痛、疝气、小便不利。

【常用配穴】可配太冲穴治疗疝气；可配关元、中极、三阴交、肾俞治疗男女生殖器疾患、闭经、白带过多。

【针刺方法】直刺 1~1.5 寸。

☆气冲　　ST30

【歌诀记忆】气冲耻骨联合上，两寸旁开正中央。
　　　　　　疏肝调经兼种子，宜刺忌灸其效扬。

【穴名深意】气，指下腹阻胀之气；冲，指冲动，上冲。此穴能主腹有逆气上冲及妊娠子气上攻诸病，故名"气冲"。

【标准定位】在腹股沟区，耻骨联合上缘，前正中线旁开2寸，动脉搏动处。

【取穴技巧】从耻骨联合上缘中点旁开三横指，按压有酸胀感处，即为此穴。

【功效主治】近治作用：治疗小腹痛、疝气、腹股沟疼痛、月经不调、不孕。

【常用配穴】可配气海治疗肠鸣腹痛。

【针刺方法】直刺0.5~1寸，不宜灸。

髀关　ST31

【歌诀记忆】髀关平耻骨下缘，上棘髌外取连线。
腰膝腿筋诸病变，疏通经络取之验。

【穴名深意】髀，指股部及下肢；关，机关。穴名意指穴处乃下肢运动之机关。

【标准定位】在股前区，股直肌近端、缝匠肌与阔筋膜张肌3条肌肉之间凹陷中。

【取穴技巧】仰卧位，先确定髂前上棘与髌骨底外缘的连线，该连线与过大腿根部臀横纹的弹性皮筋相交点，压之凹陷处，即为此穴。

【功效主治】近治作用：治疗腰腿疼痛、筋急不得屈伸、下肢痿痹。

【常用配穴】可配环跳、风市、足三里、承扶治疗下肢麻痹；可配风市、阳陵泉、足三里、解溪治疗下肢疼痛。

【针刺方法】直刺1~2寸。

☆伏兔　ST32

【歌诀记忆】伏兔伏在髌上缘，六寸髂前髌底连。
　　　　　　膝冷脚气及风痹，针刺艾灸病可延。

【穴名深意】伏，伏卧。穴在股直肌肌腹中，其处肌肉隆起如伏卧之兔，
　　　　　　故名"伏兔"。

【标准定位】在股前区，髌底上6寸，髂前上棘与髌底外侧端的连线上。

【取穴技巧】正坐或仰卧屈膝位，先画出髂前上棘与髌底外侧端的连
　　　　　　线，再于膝盖外上缘沿此线直上2个四横指，按压有痛
　　　　　　感处，即为此穴。

【功效主治】近治作用：治疗腿痛、膝冷、下肢不遂、脚气。
　　　　　　远治作用：治疗疝气、腹胀。

【常用配穴】可配肝俞治疗寒疝；可配髀关、阳陵泉、足三里治疗膝腿
　　　　　　冷痛、无力。

【针刺方法】直刺1~2寸。

阴市　ST33

【歌诀记忆】如同髀关取阴市，髌上三寸膝无力。
　　　　　　水肿消渴加疝气，善温下焦壮腰膝。

【穴名深意】本穴虽属阳经，而所治则多为阴证，犹与足太阴之血海
　　　　　　交易互市，故名"阴市"。

【标准定位】在股前区，髌底上3寸，股直肌腱外侧缘。

【取穴技巧】正坐或仰卧屈膝位，先画出髂前上棘与髌底外侧端的连
　　　　　　线，再于膝盖外上缘沿此线直上四横指，按压有痛感处，
　　　　　　即为此穴。

【功效主治】近治作用：治疗膝关节痛、下肢屈伸不利、下肢不遂。
　　　　　　远治作用：治疗腹胀、腹痛、寒疝痛引膝。

【常用配穴】可配足三里、血海、阳陵泉、髀关、伏兔、丰隆治疗中风下肢不遂、小儿麻痹等；可配委中、足三里治疗两膝红肿疼痛。

【针刺方法】直刺1~1.5寸。

☆梁丘 ST34

郄穴

【歌诀记忆】胃经郄穴取梁丘，髌底外上两寸求。
冷痹膝肿难伸屈，乳痛胃痛亦可救。

【穴名深意】骨亘如梁，筋犹小丘，穴在膝上，故名"梁丘"。

【标准定位】在股前区，髌底上2寸，股外侧肌与股直肌腱之间。

【取穴技巧】正坐或仰卧位，下肢用力蹬直时，髌骨外上缘上方可见一凹陷，此凹陷正中处，即为此穴。

【功效主治】近治作用：治疗膝关节肿痛、屈伸不利、下肢不遂。
远治作用：治疗急性胃痛、乳痈、乳痛。

【常用配穴】可配足三里、中脘治疗胃痛。

【针刺方法】直刺1~1.5寸。

☆犊鼻 ST35

【歌诀记忆】屈膝取穴髌下缘，韧带外侧有凹旋。
通经散寒止疼痛，针尖略向内斜送。

【穴名深意】穴居膝下直筋外侧，其处形如牛鼻，故名"犊鼻"。

【标准定位】在膝前区，髌韧带外侧凹陷中。

【取穴技巧】正坐或仰卧位，下肢用力蹬直时，位于膝盖下面内外边均可见一凹陷，外侧的凹陷中（一般称外膝眼），按压有酸胀感处，即为此穴。

【功效主治】近治作用：治疗膝痛、关节屈伸不利。

【常用配穴】可配膝阳关、足三里、阳陵泉治疗膝及膝下病；可配梁丘、阳陵泉治疗膝关节炎；可配阳陵泉、委中、承山治疗髌骨脂肪垫劳损。

【针刺方法】屈膝，向后内斜刺 0.8~1.5 寸。

☆足三里　ST36
合穴，胃下合穴

【歌诀记忆】胃经之合足三里，犊鼻下方三寸取。
脾虚乳痛兼热病，常针常灸命无虞。

【穴名深意】足，指下肢，相对于手而言；三里，指长度及人身上中下三部之里。以其与外膝眼的距离及通乎三焦之里而言，三里，主要是指三寸，故名"足三里"。

【标准定位】在小腿外侧，犊鼻下 3 寸，犊鼻与解溪连线上。

【取穴技巧】1.坐位屈膝，先确定犊鼻的位置，自犊鼻直下四横指，按压有酸胀感处，即为此穴。

2.站位，弯腰，用同侧手张开虎口围住髌骨上外缘，余 4 指向下，中指尖所指处，即为此穴。

【功效主治】近治作用：治疗下肢不遂、下肢痿痹、膝足肿痛、脚气。

远治作用：治疗胃痛、呃逆、呕吐、腹胀、腹痛、肠鸣、消化不良、泄泻、痢疾、便秘、疳积。

特殊作用：治疗癫狂、水肿、心悸、气短、虚劳羸瘦；还有强壮作用，为保健要穴。

【常用配穴】可配冲阳、仆参、飞扬、复溜、完骨治疗足痿失履不收；可配天枢、三阴交、肾俞、行间，治疗月经过多、心悸；可配曲池、丰隆、三阴交治疗头晕目眩。

【针刺方法】直刺 1~2 寸。

☆上巨虚　ST37
大肠下合穴

【歌诀记忆】大肠下合上巨虚，三里直下三寸取。
　　　　　　下肢痿痹兼脚气，肠腑诸病用无疑。

【穴名深意】上，相对于下而言；巨，巨大；虚，空虚。本穴位于下
　　　　　　巨虚上方，胫腓骨间的大空隙中，故名"上巨虚"。

【标准定位】在小腿外侧，犊鼻下6寸，犊鼻与解溪连线上。

【取穴技巧】正坐屈膝位，先确定足三里，从足三里向下四横指，在胫、
　　　　　　腓骨之间可触及一凹陷处，即为此穴。

【功效主治】近治作用：治疗中风瘫痪、下肢痿痹、脚气。
　　　　　　远治作用：治疗腹痛、腹胀、肠鸣、泄泻、痢疾、便秘、
　　　　　　肠痈。

【常用配穴】可配足三里、气海治疗便秘、泄泻。

【针刺方法】直刺1~1.5寸。

☆条口　ST38

【歌诀记忆】巨虚下二取条口，膝胫酸痛足不收。
　　　　　　腓肌痉挛小腿痛，胃肠疾患与肩周。

【穴名深意】穴在上下巨虚间，胫腓骨间隙中，穴位于条状肌肉处，
　　　　　　犹如条口形状，又为治疗风病之孔穴，故名"条口"。

【标准定位】在小腿外侧，犊鼻下8寸，犊鼻与解溪连线上。

【取穴技巧】正坐屈膝位，先确定腘横纹与外踝尖连线中点水平，从
　　　　　　胫骨前缘沿该线水平向外侧一横指，在胫、腓骨之间可
　　　　　　触及一凹陷处，即为此穴。

【功效主治】近治作用：治疗下肢冷痹、跗肿、转筋。
　　　　　　远治作用：治疗肩臂不得举、脘腹疼痛。

【常用配穴】可配肩髃、肩髎治疗肩臂痛。

【针刺方法】直刺 1~1.5 寸。

☆下巨虚　ST39

小肠下合穴

【歌诀记忆】犊鼻解溪连线取，条口穴下一寸许。

　　　　　小肠下合通腑气，下巨虚针痿痹起。

【穴名深意】本穴原名"巨虚下廉"，位于条口之下，为小肠之合，
　　　　　能治小肠诸疾。

【标准定位】在小腿外侧，犊鼻下 9 寸，犊鼻与解溪连线上。

【取穴技巧】正坐屈膝位，先确定条口的位置，从条口向下一横指，
　　　　　在胫、腓骨之间可触及一凹陷处，即为此穴。

【功效主治】近治作用：治疗下肢痿痹。

　　　　　远治作用：治疗乳痈、小腹痛、腰脊痛引睾丸、泄泻、
　　　　　大便脓血。

【常用配穴】可配天枢、气海治疗腹痛。

【针刺方法】直刺 1~1.5 寸。

☆丰隆　ST40

络穴

【歌诀记忆】丰隆外踝八寸上，条口外平一寸量。

　　　　　长于祛痰胃络穴，平喘宁心其效良。

【穴名深意】丰隆，丰盛之意，象地气升发，万物丰隆。小腿前方肌
　　　　　肉高大丰满，此穴为足阳明之络穴，正有地气丰隆、云
　　　　　雷所生之义，故名"丰隆"。

【标准定位】在小腿外侧，外踝尖上 8 寸，胫骨前肌的外缘。

【取穴技巧】正坐屈膝位，先确定腘横纹与外踝尖连线中点水平线，从胫骨前缘沿该水平线向外二横指，在腓骨略前方肌肉丰满处，按压有沉重感，即为此穴。

【功效主治】近治作用：治疗下肢痿痹。

远治作用：治疗头痛、眩晕、腹痛、腹胀、便秘。

特殊作用：治疗咳嗽、痰多、哮喘、胸痛、癫狂、痫证。

【常用配穴】可配风池治疗眩晕；可配膻中、肺俞治疗痰多咳嗽。

【针刺方法】直刺1~1.5寸。

☆解溪 ST41
经穴

【歌诀记忆】胃经经穴是解溪，阳明头痛不难医。

踝前凹陷两腱尖，降逆化痰治疯癫。

【穴名深意】本穴在足关节当前正中，胫骨距骨相接之凹隙处，故名以"溪"。又以此处易于脱臼，故名之以"解"，而曰"解溪"。

【标准定位】在踝区，踝关节前面中央凹陷中，拇长伸肌腱与趾长伸肌腱之间。

【取穴技巧】正坐或仰卧位，足背屈，在足背踝关节前横纹中点与两条大筋(拇长伸肌腱与趾长伸肌腱)之间可触及一凹陷处，即为此穴。

【功效主治】近治作用：治疗下肢痿痹、足踝无力。

远治作用：治疗目赤、头痛、眩晕、腹胀、便秘、胃热谵语。

特殊作用：治疗癫狂。

【常用配穴】可配昆仑、太溪治疗踝部痛；可配商丘、血海治疗腹胀。

【针刺方法】直刺0.5~1寸。

☆冲阳　ST42
原穴

【歌诀记忆】足背最高动脉跳，胃痛腹胀失声笑。
　　　　　　两腱之间胃之原，浅刺冲阳足痛效。

【穴名深意】冲，冲动；阳，指足背，在上。穴当足背最高处，且位
　　　　　　于太冲上方，故名"冲阳"。

【标准定位】在足背，第2跖骨基底部与中间楔状骨关节处，可触及足
　　　　　　背动脉。

【取穴技巧】正坐或仰卧位，在足背最高点与两条筋（拇长伸肌腱与
　　　　　　趾长伸肌腱）之间可触及一凹陷，按之有动脉搏动感处，
　　　　　　即为此穴。

【功效主治】近治作用：治疗足痿无力、脚背红肿。
　　　　　　远治作用：治疗胃痛、腹胀、口眼㖞斜、面肿齿痛。
　　　　　　特殊作用：治疗癫狂。

【常用配穴】可配足三里、仆参、飞扬、复溜、完骨治疗足痿失履不收；
　　　　　　可配丰隆治疗狂妄行走、登高而歌、弃衣而走。

【针刺方法】避开动脉，直刺0.3~0.5寸。

陷谷　ST43
输穴

【歌诀记忆】二三跖骨结合前，面肿利水莫等闲。
　　　　　　胃之输穴治腑疾，陷谷亦治足肿变。

【穴名深意】穴在歧骨凹陷处，故名"陷谷"。

【标准定位】在足背，第2、3跖骨间，第2跖趾关节近端凹陷中。

【取穴技巧】正坐或仰卧位，在足背第2、3跖骨结合部之前可触及一
　　　　　　凹陷，按压有酸胀感处，即为此穴。

【功效主治】近治作用：治疗足背肿痛。

远治作用：治疗面目浮肿、目赤肿痛、腹痛肠鸣。

特殊作用：治疗热病。

【常用配穴】可配列缺治疗面目肿；可配内庭、太冲治疗足跗肿。

【针刺方法】直刺 0.3~0.5 寸。

☆内庭　ST44
荥穴

【歌诀记忆】胃经之荥内庭穴，二三趾间缝纹缘。

热病齿疼痛其咽，行经头晕腹痛痊。

【穴名深意】庭，指门庭。穴当足背第 2、3 趾间缝纹端，地位隐蔽，有如门内之庭堂，故名"内庭"。

【标准定位】在足背，第 2、3 趾间，趾蹼缘后方赤白肉际处。

【取穴技巧】正坐或仰卧位，在足背第 2、3 趾的趾蹼正中略后一些（约半横指）的地方，也就是第 2、3 跖趾关节前，按压有酸胀感处，即为此穴。

【功效主治】近治作用：治疗足背肿痛。

远治作用：治疗齿痛、口㖞、喉痹、鼻衄、腹痛、腹胀、食欲不振、胃痛吐酸、痢疾、泄泻。

特殊作用：治疗热病。

【常用配穴】可配三阴交、气海、足三里、太白、大敦、中封治疗小腹胀满痛；可配足三里、天枢治疗泄泻；可配风府、中脘、大横、期门、气海、脾俞、胃俞、大肠俞、小肠俞、内关、公孙治疗便秘。

【针刺方法】直刺或向上斜刺 0.5~0.8 寸。

☆**厉兑** ST45
井穴

【歌诀记忆】胃经井穴配隐白，梦多癫狂如痴醉。
二趾末节外侧取，直刺点刺针厉兑。

【穴名深意】厉，疾速状，有踊起与疾飞之意，古亦称衣带之下垂者
为厉；兑，即孔穴，指穴当奔走跳跃不可缺少之处。足
部若缺少次趾，则疾走驰骋均将有碍，古之衣带垂及足尖，
穴当其处，故名"厉兑"。

【标准定位】在足趾，第2趾末节外侧，趾甲根角侧后方0.1寸（指寸）。

【取穴技巧】正坐或仰卧位，在足第2趾，由足背第2趾的趾甲外侧
缘（掌背交界线，又称赤白肉际）与趾甲下缘各作一垂
线之交点处，即为此穴。

【功效主治】远治作用：治疗面肿、齿痛、鼻衄、口喝、咽喉肿痛、
胸腹胀满。
特殊作用：治疗热病、多梦、癫狂、善惊、神昏。

【常用配穴】可配条口、三阴交治疗胫寒不得卧；可配隐白治疗梦魇
不宁；可配隐白、中冲、大敦治疗中风昏迷。

【针刺方法】浅刺0.1寸，或点刺出血。

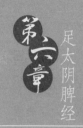

第一节　足太阴脾经经脉循行和主治

经脉循行	脾足太阴之脉，起于大指之端，循指内侧白肉际，过核骨后，上内踝前廉，上腨内，循胫骨后，交出厥阴之前，上膝股内前廉，入腹，属脾，络胃，上膈，挟咽，连舌本，散舌下。 其支者，复从胃别，上膈，注心中。 脾之大络，名曰大包，出渊液下三寸，布胸胁
循行白话解	足太阴脾经起于足大趾末端，沿着大趾内侧赤白肉际，经过大趾本节后的第1跖趾关节后面，上行至内踝前面，再上小腿，沿着胫骨后面，交出足厥阴肝经的前面，经膝股部内侧前缘，进入腹部，属于脾脏，联络胃，通过横膈上行，挟食管旁，连系舌根，分散于舌下。 胃部支脉：向上通过横膈，流注于心中，与手少阴心经相接。 脾的大络，名为大包。从大包穴分出，浅出于渊腋穴下3寸处，散布于胸胁部
脏腑联络	属脾，络胃，流注心中，挟咽，连舌本，散舌下。
经脉主治	脾胃疾患：胃痛，呕吐，腹痛，腹胀，泄泻，便秘，痢疾，黄疸，水肿等 妇科病，前阴病：月经不调，痛经，崩漏，闭经，带下病，遗精，小便不利，遗尿 经脉循行部位的疾患：下肢痿痹，下肢不遂等

第二节　足太阴脾经腧穴

【歌诀记忆】二十一穴脾中州，隐白在足大趾头。

　　　　　　大都太白公孙盛，商丘三阴交可求。

漏谷地机阴陵穴，血海箕门冲门开。

府舍腹结大横排，腹哀食窦连天溪。

胸乡周荣大包随。

☆隐白 SP1
井穴

【歌诀记忆】脾之井穴趾甲侧，统血宁神堪称王。

浅刺点刺隐白穴，主梦血崩疯癫狂。

【穴名深意】本经承厉兑之金，由足阳明之阳，传交足太阴之阴。金色白，坚刚为阳，本穴居阴经之下，犹潜龙之隐，故名"隐白"。

【标准定位】在足趾，大趾末节内侧，趾甲根角侧后方 0.1 寸（指寸）。

【取穴技巧】正坐或仰卧位，在足大趾内侧，由足大趾的趾甲内侧缘（掌背交界线，又称赤白肉际）与下缘各作一垂线之交点处，即为此穴。

【功效主治】远治作用：治疗腹胀、泄泻、呕吐、鼻衄、便血、尿血、崩漏、月经过多。

特殊作用：治疗癫狂、多梦、惊风、昏厥。

【常用配穴】可配气海、血海、三阴交治疗月经过多；可配脾俞、上脘、肝俞治疗吐血；可配大敦治疗昏厥。

【针刺方法】浅刺 0.1 寸，或点刺出血。

大都 SP2
荥穴

【歌诀记忆】脾经之荥为大都，第一跖趾前下部。

胃痛消化不良呕，心烦热病却汗无。

【穴名深意】大，盛大，丰富；都，都会，储积，又是池的意思。穴名意指土气丰富与储积之处，如水之入于池也。大都也为大池之意，谓经气在此停聚也。

【标准定位】在足趾，第1跖趾关节远端赤白肉际凹陷中。

【取穴技巧】正坐或仰卧位，在足大趾与足掌所构成的关节（第1跖趾关节）前下方掌背交界线处可触及一凹陷，按压有酸胀感处，即为此穴。

【功效主治】远治作用：治疗腹胀、胃痛、消化不良、泄泻、便秘。

特殊作用：治疗心痛、心烦、热病无汗、体重肢肿。

【常用配穴】可配足三里治疗腹胀。

【针刺方法】直刺0.3~0.5寸。

☆太白　SP3
输穴，原穴

【歌诀记忆】脾经输原太白穴，腹胀腹痛腹泻泄。

第一跖趾关节后，针刺可灸安过夜。

【穴名深意】本穴五行属土，土生金，金色白，穴为金气已经显露也，穴在高大突起的第1跖骨小头之后缘，此处皮肤色亦较白，故名"太白"。

【标准定位】在跖区，第1跖趾关节近端赤白肉际凹陷中。

【取穴技巧】侧坐或仰卧位，在足大趾与足掌所构成的关节（第1跖趾关节）后下方掌背交界线处可触及一凹陷，按压有酸胀感处，即为此穴。

【功效主治】近治作用：治疗脚气。

远治作用：治疗胃痛、呕吐、腹胀、腹痛、肠鸣、泄泻、痢疾、便秘、痔疾。

特殊作用：治疗体重节痛。

【常用配穴】可配中脘、足三里治疗胃痛。

【针刺方法】直刺0.8~1寸。

☆公孙　SP4

络穴，八脉交会穴，通冲脉

【歌诀记忆】第一跖底前下缘，脾经之络公孙穴。
心胸胃痛呕吐疾，癫狂心烦与失眠。

【穴名深意】公，是年老的尊称和正直的意思；孙，是幼小的卑称和支派的意思。公孙，即祖孙。足太阴之正经如公，别走阳明之别络如孙，正经与络脉在此分行，正为公孙之意也，故名"公孙"。

【标准定位】在跖区，第1跖骨底前下缘赤白肉际处。

【取穴技巧】侧坐或仰卧位，在足大趾与足掌所构成的关节（第1跖趾关节）内侧，往后用手推有一弓形骨（足弓），在弓形骨后端下缘可触及一凹陷（第1跖骨基底内侧前下方），按压有酸胀感处，即为此穴。

【功效主治】近治作用：治疗脚气。

远治作用：治疗胃痛、呕吐、完谷不化、肠鸣腹胀、腹痛、泄泻、痢疾。

特殊作用：治疗心烦失眠、水肿、发狂妄言、嗜卧。

【常用配穴】可配丰隆、中魁、膻中治疗呕吐痰涎、眩晕不已；可配解溪、中脘、足三里治疗饮食停滞、胃脘疼痛；可配束骨、八风治疗足趾麻痛。

【针刺方法】直刺0.5~1寸。

商丘　SP5

经穴

【歌诀记忆】内踝前缘竖直线，下缘横线之交点。
商丘经穴治腹疾，疝气痛引股膝验。

【穴名深意】商，五音，属金，属肺；丘，丘陵。言经气至此已积聚如丘陵也，故名"商丘"。

【标准定位】在踝区，内踝前下方，舟骨粗隆与内踝尖连线中点凹陷中。

【取穴技巧】侧坐或仰卧位，足内踝前下方可触及一凹陷，按压有酸胀感处，即为此穴。

【功效主治】近治作用：治疗足踝痛。

远治作用：治疗完谷不化、黄疸、疝气、腹胀、肠鸣、泄泻、便秘、痔疾、咳嗽。

特殊作用：治疗怠惰嗜卧、癫狂、小儿癫痫。

【常用配穴】可配气海、足三里治疗腹胀肠鸣；可配阴陵泉、曲泉、阴谷治疗胃脘痛、腹胀；可配三阴交治疗脾虚便秘；可配天枢、阴陵泉治疗腹泻、腹胀。

【针刺方法】直刺 0.3~0.5 寸。

☆三阴交 SP6
肝、脾、肾三经交会穴

【歌诀记忆】内踝之上三寸高，胫内后缘三阴交。
经带生育之诸疾，健脾益胃肯出力。

【穴名深意】穴在足三阴经交近处，为足太阴、足少阴、足厥阴三经之会穴，故名"三阴交"。

【标准定位】在小腿内侧，内踝尖上 3 寸，胫骨内侧缘后际。

【取穴技巧】侧坐或仰卧位，手四指并拢，小指下边缘紧靠内踝尖上，示指上缘所在水平线与胫骨后缘的交点，按压有酸胀感处，即为此穴。

【功效主治】近治作用：治疗足痿痹痛、脚气。

远治作用：治疗肠鸣泄泻、腹胀、完谷不化、月经不调、崩漏、赤白带下、阴挺、闭经、痛经、难产、产后血晕、恶露不净、遗精、阳痿、早泄、阴茎痛、疝气、水肿、小便不利、遗尿。

特殊作用：治疗失眠、湿疹、荨麻疹、高血压、神经性皮炎、不孕。

【常用配穴】可配足三里治疗肠鸣泄泻；可配中极治疗月经不调；可配子宫治疗阴挺；可配大敦治疗疝气；可配内关、神门治疗失眠。

【针刺方法】直刺 1~1.5 寸，孕妇慎用。

漏谷　SP7

【歌诀记忆】漏谷胫骨后缘找，三阴交穴上三凹。
　　　　　　腹胀肠鸣腰膝冷，涩精止遗可利尿。

【穴名深意】穴在三阴交上 3 寸处，胫腓二骨夹隙中。《医宗金鉴》谓，"在夹骨隙中"，故喻之为谷。又以胫骨有漏血孔，与本穴遥相关通，故名"漏谷"。

【标准定位】在小腿内侧，内踝尖上 6 寸，胫骨内侧缘后际。

【取穴技巧】侧坐或仰卧位，从内踝尖直上 2 个四横指，在胫骨内侧缘，按压有酸胀感处，即为此穴。

【功效主治】近治作用：治疗下肢痿痹。

远治作用：治疗腰膝厥冷、腹胀、肠鸣、小便不利、遗精、疝气。

【常用配穴】可配足三里治疗腹胀、肠鸣。

【针刺方法】直刺 1~1.5 寸。

☆地机　SP8
郄穴

【歌诀记忆】地机阴陵泉下三，脾经郄穴固精关。

　　　　　　急性腹泻与痛经，疝气水肿食不甘。

【穴名深意】地，指脾土、下部与下肢；机，指机关，机要。地机，

　　　　　　别名脾舍，自为脾土之枢机，故名"地机"。

【标准定位】在小腿内侧，阴陵泉下3寸，胫骨内侧缘后际。

【取穴技巧】侧坐或仰卧位，先确定阴陵泉的位置，从阴陵泉直下四

　　　　　　横指，在胫骨内侧缘，按压有酸胀感处，即为此穴。

【功效主治】远治作用：治疗腹痛、食欲不振、泄泻、小便不利、水肿、

　　　　　　月经不调、遗精、腰痛不可俯仰。

【常用配穴】可配三阴交治疗痛经；可配隐白治疗崩漏。

【针刺方法】直刺1~1.5寸。

☆阴陵泉　SP9
合穴

【歌诀记忆】胫内髁下凹陷中，健脾利水三焦通。

　　　　　　脾经合穴阴陵泉，亦疗生殖与膝痛。

【穴名深意】膝之内侧为阴，胫骨内侧踝高突如陵，髁下凹陷喻为深

　　　　　　泉，故名"阴陵泉"。

【标准定位】在小腿内侧，胫骨内侧髁下缘与胫骨内侧缘之间的凹陷中。

【取穴技巧】侧坐屈膝或仰卧位，用拇指沿小腿内侧骨内缘（胫骨内

　　　　　　侧）由下往上推，至拇指抵膝关节下时，在胫骨向内上

　　　　　　弯曲处可触及一凹陷处，即为此穴。

【功效主治】近治作用：治疗膝痛。

　　　　　　远治作用：治疗腹痛、腹胀、水肿、小便不利或失禁、

痛经、妇人阴痛、阴茎痛、遗精、黄疸。

【常用配穴】可配足三里、上巨虚治疗腹胀、腹泻；可配中极、膀胱俞、
三阴交治疗小便不利。

【针刺方法】直刺1~2寸。

☆血海　SP10

【歌诀记忆】髌底内上二寸定，屈膝针疗皮肤病。
调经祛湿靠血海，一切血证皆可平。

【穴名深意】血，气血。海，百川皆归之处。血海者，方其可以统血
摄血也，故名"血海"。

【标准定位】在股前区，髌底内侧端上2寸，股内侧肌隆起处。

【取穴技巧】坐位，屈膝成90度，左手手指向上，掌心对准右髌骨中
央，手掌伏于膝盖上，拇指与其他4指约成45度，拇指
尖所指处，即为此穴。

【功效主治】近治作用：治疗股内侧痛。
远治作用：治疗月经不调、痛经、闭经、崩漏、小便淋漓。
特殊作用：治疗瘾疹、湿疹、皮肤瘙痒、丹毒。

【常用配穴】可配三阴交治疗月经不调；可配曲池治疗瘾疹。

【针刺方法】直刺1~1.5寸。

箕门　SP11

【歌诀记忆】血海之上十寸寻，缝匠内侧为箕门。
鼠蹊肿痛便不通，须避动脉浅刺中。

【穴名深意】箕，簸箕。本穴在丰腴肌肉上缘，犹当箕星之门，故名
"箕门"。

【标准定位】在股前区，髌底内侧端与冲门的连线上1/3与下2/3交点，长收肌和缝匠肌交角的动脉搏动处。

【取穴技巧】坐位，绷腿，可见大腿内侧有一形似鱼的肌肉（股四头肌）隆起，鱼尾处（股四头肌尾端）可触及一凹陷，按压有酸胀感处，即为此穴。

【功效主治】远治作用：治疗小便不利、遗溺、腹股沟肿痛。

【常用配穴】可配太冲治疗腹股沟疼痛。

【针刺方法】避开动脉，直刺0.5~1寸，不宜灸。

冲门 SP12

【歌诀记忆】冲门腹股沟上属，曲骨旁开三寸五。
腹痛疝气及癃闭，应避动脉君须记。

【穴名深意】冲，指冲动，上冲，能主腹有逆气上冲及妊娠子气上攻诸病；门，出入通达之处。下腹逆气上冲诸病常从此起，可与气冲互观，故名"冲门"。

【标准定位】在腹股沟区，腹股沟斜纹中，髂外动脉搏动处的外侧。

【取穴技巧】仰卧位，腹股沟外侧（髂外动脉）可触摸到搏动，此搏动处外侧按压有酸胀感处，即为此穴。

【功效主治】近治作用：治疗腹痛、痔疾、疝气、崩漏、带下病。

【常用配穴】可配大敦治疗疝气。

【针刺方法】避开动脉，直刺0.5~1寸。

府舍 SP13

【歌诀记忆】冲门外上零点七，呕吐泄泻请莫急。
府舍健脾可消满，腹痛积聚与疝气。

【穴名深意】府，指脏腑；舍，可以居住安息之处。穴名意指穴下乃
　　　　　　脏腑所居之处，内府元气储藏之舍宅，亦泛指腹腔而言。

【标准定位】在下腹部，脐中下 4.3 寸，前正中线旁开 4 寸。

【取穴技巧】仰卧位，先找到冲门，向稍外上方按压有酸胀感处，即
　　　　　　为此穴。

【功效主治】近治作用：治疗腹痛、妇人疝气、积聚。

【常用配穴】可配气海治疗腹痛。

【针刺方法】直刺 1~1.5 寸。

腹结　　SP14

【歌诀记忆】大横穴下一寸三，胸痛咳逆腹泻寒。
　　　　　　脐周疼痛及疝气，大便秘结亦可安。

【穴名深意】结，凝聚也。本穴与足阳明经之外陵挨近。人当小腹努
　　　　　　力时，则外陵处肌肉与本穴处肌肉，同时硬结。腹结结于内，
　　　　　　外陵陵于外也。更以其能治腹中积聚诸证，故名"腹结"。

【标准定位】在下腹部，脐中下 1.3 寸，前正中线旁开 4 寸。

【取穴技巧】仰卧位，先找到府舍，其上 3 寸按压有酸胀感处，即为
　　　　　　此穴。

【功效主治】近治作用：治疗绕脐腹痛、腹泻、便秘。

【常用配穴】可配气海、天枢治疗腹痛。

【针刺方法】直刺 1~1.5 寸。

☆大横　　SP15

【歌诀记忆】脐旁四寸定大横，通调肠腑此穴能。
　　　　　　腹痛便秘与泄痢，或灸或刺功可成。

【穴名深意】大，长大，又指人；横，纵横，又指脐。言其横居长大人身之中，脐旁之大横纹中，故名"大横"。

【标准定位】在腹部，脐中旁开4寸。

【取穴技巧】仰卧位，由乳头向下作与前正中线的平行线，再由脐中央作一水平线，两线交点，即为此穴。

【功效主治】近治作用：治疗腹痛、腹泻、便秘。

【常用配穴】可配天枢、足三里治疗腹痛。

【针刺方法】直刺1~1.5寸。

腹哀　SP16

【歌诀记忆】距离四寸任旁开，脐上三寸定腹哀。
　　　　　健脾消食通腑气，腹痛脓血皆可排。

【穴名深意】腹，腹腔，也是重复和富有之意；哀，哀痛，也是爱护之意。穴名意指腹裹肠胃，为土气之所在，须加爱护以免腹中哀痛，而腹中哀痛用之亦有效。

【标准定位】在上腹部，脐中上3寸，前正中线旁开4寸。

【取穴技巧】仰卧位，先确定大横的位置，从大横垂直向上四横指处，即为此穴。

【功效主治】近治作用：治疗腹痛、泄泻、痢疾、便秘、消化不良。

【常用配穴】可配气海治疗肠鸣。

【针刺方法】直刺1~1.5寸。

食窦　SP17

【歌诀记忆】食窦第五肋间隙，距前正中六寸毕。
　　　　　忌直可平治水肿，胸胁胀痛与嗳气。

【穴名深意】食，指食物与饲养；窦，指洞穴与水道。穴乃婴儿食物之所出与乳汁之水道。此经道之开，乃传导谷气之路，即开通食饮之孔道也，故名"食窦"。

【标准定位】在胸部，第5肋间隙，前正中线旁开6寸。

【取穴技巧】仰卧位，从乳头旁开三横指，再向下1个肋间隙（第5肋间隙），按压有酸胀感处，即为此穴。

【功效主治】近治作用：治疗胸胁胀痛、嗳气、反胃、腹胀、水肿。

【常用配穴】可配膻中治疗胸胁胀痛。

【针刺方法】斜刺或向外平刺0.5~0.9寸，内有肺脏不可深刺。

天溪　SP18

【歌诀记忆】天溪穴居四肋间，正中旁开六寸沿。
咳嗽胸痛胸中满，斜刺乳少乳腺炎。

【穴名深意】胸腔为人身轻清境界，其象比天，本穴平于乳房外侧陷处，故名"天溪"。

【标准定位】在胸部，第4肋间隙，前正中线旁开6寸。

【取穴技巧】仰卧位，从乳头旁开三横指，于乳头所在肋间隙（第4肋间隙），按压有酸胀感处，即为此穴。

【功效主治】近治作用：治疗咳嗽、气喘、胸痛、乳痈、乳少。

【常用配穴】可配膻中治疗胸胁疼痛。

【针刺方法】斜刺或向外平刺0.5~0.8寸，内有肺脏不可深刺。

胸乡　SP19

【歌诀记忆】三肋间隙任旁六，宽胸理气针适度。
平刺斜刺莫入腔，胸引背痛灸胸乡。

【穴名深意】乡，原野辽阔处。气行胸廓，得以扩张，故名"胸乡"。

【标准定位】在胸部，第3肋间隙，前正中线旁开6寸。

【取穴技巧】仰卧位，从乳头旁开三横指，再向上1个肋间隙（第3肋间隙），按压有酸胀感处，即为此穴。

【功效主治】近治作用：治疗胸胁胀痛引背。

【常用配穴】可配膻中治疗胸胁胀痛。

【针刺方法】斜刺或向外平刺0.5~0.8寸，内有肺脏不可深刺。

周荣　SP20

【歌诀记忆】中府向下一肋间，周荣宽胸刺要斜。
　　　　　　胸胁胀痛难俯仰，亦治咳喘气管炎。

【穴名深意】足太阴之气，在胸部连及肝胆心包各经。穴又与心胃肺肾各经挨近，援引诸经，助脾统血，荣布周身，故名"周荣"。

【标准定位】在胸部，第2肋间隙，前正中线旁开6寸。

【取穴技巧】仰卧位，从乳头旁开三横指，再向上2个肋间隙（第2肋间隙），按压有酸胀感处，即为此穴。

【功效主治】近治作用：治疗胸胁胀痛、气喘、咳唾脓血。

【常用配穴】可配膻中治疗胸胁胀痛。

【针刺方法】斜刺或向外平刺0.5~0.8寸，内有肺脏不可深刺。

☆大包　SP21
脾之大络

【歌诀记忆】侧卧举臂腋中线，大包腋下六肋间。
　　　　　　全身疼痛肢无力，咳嗽气喘把胸利。

【穴名深意】大包为脾之大络。经气行径，由周荣斜抵胁肋，交贯肝胆心包各经。穴又与心肾肺胃四经挨近。穴名寓广大包容，通达周布之意也。

【标准定位】在胸外侧区，第 6 肋间隙，在腋中线上。

【取穴技巧】正坐侧身或仰卧位，手臂上举，沿腋中线自下而上摸到第 6 肋间隙，按压有酸胀感处，即为此穴。

【功效主治】近治作用：治疗胸胁胀痛、咳嗽、气喘。

特殊作用：治疗全身疼痛、四肢无力。

【常用配穴】可配三阳络、阳辅、足临泣治疗胸胁胀痛；可配脾俞、章门治疗食多身瘦。

【针刺方法】斜刺或向外平刺 0.5~0.8 寸，内有肺脏不可深刺。

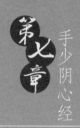

第一节　手少阴心经经脉循行和主治

经脉循行	心手少阴之脉，起于心中，出属心系，下膈，络小肠。 其支者，从心系，上挟咽，系目系。 其直者，复从心系，却上肺，下出腋下，下循臑内后廉，行太阴、心主之后，下肘内，循臂内后廉，抵掌后锐骨之端，入掌内后廉，循小指之内，出其端
循行白话解	手少阴心经起于心中，出属"心系"（心与其他脏器相联系的部位），通过横膈，联络小肠。 "心系"向上的支脉：挟着食管上行，连系于"目系"（眼球连系于脑的部位）。 "心系"直行的脉：上行于肺部，再向下出于腋窝部，沿着上臂内侧后缘，行于手太阴经和手厥阴经后面，到达肘部，沿前臂内侧后缘，到掌后豌豆骨部进入掌内，沿小指内侧至末端，与手太阳小肠经相接
脏腑联络	属心，络小肠，上肺，挟咽，系目
经脉主治	心脏病	心痛，心悸，胸闷等
	经脉循行部位的疾患	咽干，口渴，目黄，胁痛，上臂内侧痛，手心发热等

第二节　手少阴心经腧穴

【**歌诀记忆**】九穴午时手少阴，极泉青灵少海深。

灵道通里阴郄随，神门少府少冲寻。

☆极泉　HT1

【歌诀记忆】腋窝正中取极泉，位居腋动脉旁边。
　　　　　　胃痛干呕胸胁痛，臂肘寒痛不举肩。

【穴名深意】极，至高之意；泉，水从窟穴而出，又水源也。穴名意
　　　　　　指经气有如泉水自高而下，手少阴之经气自此从高下流，
　　　　　　正有极泉之象。

【标准定位】在腋区，腋窝中央，腋动脉搏动处。

【取穴技巧】正坐或仰卧位，上臂外展，在腋窝顶点处可触摸动脉（腋
　　　　　　动脉）搏动，按压有酸胀感处，即为此穴。

【功效主治】近治作用：治疗心痛、胸闷、胁肋胀痛、肩臂疼痛、上肢
　　　　　　不遂。

　　　　　　远治作用：治疗瘰疬、咽干烦渴。

【常用配穴】可配侠白治疗心痛干呕烦满；可配日月、肩贞、少海、
　　　　　　内关、阳辅、丘墟治疗腋窝痛；可配日月、脾俞治疗四肢
　　　　　　不收；可配太渊、偏历、太冲、天突治疗咽干、咽喉肿痛。

【针刺方法】上臂外展，避开腋动脉，直刺或斜刺0.5~0.8寸，不可灸。

青灵　HT2

【歌诀记忆】肱二头肌内侧沟，青灵少海上三收。
　　　　　　肩臂肿痛不能举，胸胁疼痛瘰疬头。

【穴名深意】青，指神仙，又通清；灵，指神灵，心灵，性灵。穴名
　　　　　　意指阳神阴灵清净神妙之气所聚合也。

【标准定位】在臂前区，肘横纹上3寸，肱二头肌的内侧沟中。

【取穴技巧】正坐或仰卧位，伸臂，先确定少海与极泉的位置，从少海
　　　　　　沿少海与极泉连线向上四横指，按压有酸胀感处，即为
　　　　　　此穴。

【功效主治】近治作用：治疗肩臂痛。

远治作用：治疗目黄、头痛、瘿气、胁痛。

【常用配穴】可配肩髃、曲池治疗肩臂痛。

【针刺方法】直刺 0.5~1 寸。

☆少海　HT3
合穴

【歌诀记忆】肘窝横纹尺侧端，少海肱内上髁前。

呕吐心痛肘臂酸，心经之合可化痰。

【穴名深意】少，指手少阴心经；海，百川皆归之处。少海，古地名。

穴名意指手少阴心经所入为合之海也。

【标准定位】在肘前区，横平肘横纹，肱骨内上髁前缘。

【取穴技巧】坐位，屈肘成直角，肘横纹内侧端可触及一凹陷，按压有酸麻感处，即为此穴。

【功效主治】近治作用：治疗手颤、臂麻酸痛、肘臂伸屈不利。

远治作用：治疗呕吐、心痛、健忘、暴喑、瘰疬、胁痛。

【常用配穴】可配合谷、内庭治疗牙痛、牙龈肿痛；可配后溪治疗手颤、肘臂疼痛；可配天井治疗瘰疬。

【针刺方法】直刺 0.5~1 寸。

灵道　HT4
经穴

【歌诀记忆】神门直上一寸半，尺腕屈肌桡侧畔。

心之经穴取灵道，腕背拘忌悲善笑。

【穴名深意】灵，指神灵，心灵，性灵；道，指大道，道理，道路，通道。

穴名意指手少阴之心灵，乃人身阴阳交会之大道。道为万物之所由，灵为一身之主宰，神灵有道，则形有所禀，气有所归矣。

【标准定位】在前臂前区，腕掌侧远端横纹上 1.5 寸，尺侧腕屈肌腱的桡侧缘。

【取穴技巧】坐位，伸肘仰掌，用力握拳，在手前臂内侧可触摸到 1 条大筋（尺侧腕屈肌腱），从腕横纹沿此肌腱的外侧向上二横指，按压有酸胀感处，即为此穴。

【功效主治】近治作用：治疗肘臂挛痛。

远治作用：治疗心痛、心悸怔忡、暴喑。

【常用配穴】可配内关、巨阙、中冲治疗心绞痛；可配人中、合谷、巨阙治疗癔病；可配天突、天窗治疗暴喑；可配尺泽、少海治疗肘挛；可配外关治疗臂痛、指麻、关节炎；可配廉泉治疗舌强、暴喑、癔症。

【针刺方法】直刺 0.2~0.5 寸。

☆ 通里　HT5
络穴

【歌诀记忆】腕纹上端寸数一，通里开音把风息。
安神养血心络穴，肘臂挛痛亦可医。

【穴名深意】通，通达，通畅；里，邻里。以其能通达手少阴太阳之里也，又本穴以通为治也，故名"通里"。

【标准定位】在前臂前区，腕掌侧远端横纹上 1 寸，尺侧腕屈肌腱的桡侧缘。

【取穴技巧】坐位，伸肘仰掌，用力握拳，在手前臂内侧可触摸到尺侧腕屈肌腱，从腕横纹沿此肌腱的外侧向上一横指，按压有酸胀感处，即为此穴。

【功效主治】近治作用：治疗肘臂挛痛。

　　　　　　远治作用：治疗咽喉肿痛、暴喑、舌强不语、心悸怔忡。

【常用配穴】可配内关、心俞治疗心悸、怔忡；可配廉泉、涌泉治疗舌强、暴喑。

【针刺方法】直刺 0.3~0.5 寸，不宜深刺，以免伤及血管和神经。

☆阴郄　HT6
郄穴

【歌诀记忆】腕纹上端零点五，心痛盗汗止血吐。

　　　　　　心经郄穴即阴郄，惊恐失音疗心悸。

【穴名深意】郄与隙通，隙为狭长之罅隙，俗称裂缝。本穴为阴经之郄穴，故名"阴郄"。

【标准定位】在前臂前区，腕掌侧远端横纹上 0.5 寸，尺侧屈腕肌腱的桡侧缘。

【取穴技巧】坐位，伸肘仰掌，用力握拳，在手前臂内侧可触摸到尺侧腕屈肌腱，从腕横纹沿此肌腱的外侧向上半横指，拇指指甲中点所对，按压有酸胀感处，即为此穴。

【功效主治】远治作用：治疗心痛、惊悸、失语。

　　　　　　特殊作用：治疗吐血、衄血、骨蒸盗汗。

【常用配穴】可配内关、心俞治疗心痛；可配百劳、肺俞、定喘治疗肺结核；可配后溪治疗盗汗；可配心俞、神道治疗心痛、心悸、神经衰弱；可配尺泽、鱼际治疗衄血、吐血。

【针刺方法】避开尺动、静脉，直刺 0.3~0.5 寸，不宜深刺，以免伤及血管和神经。

☆神门　HT7
输穴，原穴

【歌诀记忆】腕掌横纹尺侧端，尺腕屈肌桡侧缘。

神门乃心之输原，安神调气护心全。

【穴名深意】神，指心神及人身之阳气；门，出入通达之处。本穴乃心

神出入通达之处，故名"神门"。

【标准定位】在腕前区，腕掌侧远端横纹尺侧端，尺侧腕屈肌腱的桡

侧缘。

【取穴技巧】坐位，伸肘仰掌，于手掌小鱼际肌近腕部可摸到一突起

圆骨（豌豆骨），在该圆骨下方、掌后第1横纹上、尺

侧腕屈肌腱的桡侧缘可触及一凹陷处，按压有酸胀感处，

即为此穴。

【功效主治】近治作用：治疗掌中热。

远治作用：治疗心痛、心烦、健忘失眠、惊悸怔忡、失音。

特殊作用：治疗痴呆、癫狂痫证、头痛、眩晕。

【常用配穴】可配内关、心俞治疗心绞痛；可配少商、涌泉、心俞治

疗痴呆；可配内关、三阴交治疗神经衰弱、失眠；可配支正，

为原络配穴法，治疗心神失养、健忘失眠、多发性大动

脉炎；可配大椎、丰隆治疗癫狂、痫证。

【针刺方法】直刺0.3~0.5寸。

少府　HT8
荥穴

【歌诀记忆】握拳小指对掌心，心律不齐痛绞心。

荥穴能治掌中热，少府泻热复清心。

【穴名深意】少，指手少阴心经；府，指府库。少府，古代主收藏的

官职名。该穴可以收摄心神，故名"少府"。

【标准定位】在手掌，横平第5掌指关节近端，第4、5掌骨之间。

【取穴技巧】坐位，伸手半握拳，以环指、小指的指尖切压在掌心内
的第1横纹处，在两指尖之间，按压有酸胀感处，即为
此穴。

【功效主治】近治作用：治疗掌中热、手小指拘急。

远治作用：治疗心悸、胸痛。

特殊作用：治疗小便不利、遗尿、阴痒、阴痛、善惊。

【常用配穴】可配内关治疗心悸。

【针刺方法】直刺0.3~0.5寸。

☆少冲　HT9
井穴

【歌诀记忆】小指甲角桡侧中，零点一寸取少冲。

井穴开窍通气血，癫狂中风心绞痛。

【穴名深意】少，小也，幼也；冲，通达也。穴居小指尖端冲要之地，
又为少阴之经气初生而未盛之处，穴为手少阴经经气初
出之井穴，又居小指末节之处，故名"少冲"。

【标准定位】在手指，小指末节桡侧，指甲根角侧上方0.1寸（指寸）。

【取穴技巧】坐位，俯掌伸指，沿手小指指甲底部与小指桡侧缘引线
的交点处，即为此穴。

【功效主治】远治作用：治疗臂内后廉痛、心悸、心痛、胁痛。

特殊作用：治疗癫狂、热病、中风昏迷。

【常用配穴】可配太冲、中冲、大椎治疗热病、昏迷。

【针刺方法】浅刺0.1寸，或点刺出血。

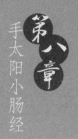

第一节　手太阳小肠经经脉循行和主治

经脉循行	小肠手太阳之脉，起于小指之端，循手外侧上腕，出踝中，直上循臂骨下廉，出肘内侧两骨之间，上循臑外后廉，出肩解，绕肩胛，交肩上，入缺盆，络心，循咽，下膈，抵胃，属小肠。 其支者，从缺盆循颈，上颊，至目锐眦，却入耳中。 其支者，别颊上䪼，抵鼻，至目内眦（斜络于颧）
循行白话解	手太阳小肠经起于手小指外侧端，沿手背外侧至腕部，出于尺骨茎突，直上沿前臂外侧后缘，经尺骨鹰嘴和肱骨内上髁之间，沿上臂外侧后缘，出于肩关节，绕行肩胛部，交会于大椎，向下进入缺盆部，联络心脏，沿着食管，通过横膈，到达胃部，属于小肠。 缺盆部支脉：沿着颈部，上达面颊，至目外眦，转入耳中。 颊部支脉：上行目眶下，抵于鼻旁，至目内眦，与足太阳膀胱经相接，而又斜行络于颧骨部
脏腑联络	属小肠，络心，并与胃、食管、目、耳有联系
经脉主治	头面五官病　　　　头痛，目视不明，耳鸣，耳聋，牙痛
	热病　　　　　　　发热，疟疾，黄疸
	经脉循行部位的疾患　头项强痛，肩胛痛，臂痛

第二节　手太阳小肠经腧穴

【歌诀记忆】手太阳穴一十九，少泽前谷后溪收。

　　　　　　腕骨阳谷养老绳，支正小海外辅肘。

肩贞臑俞接天宗，髎外秉风曲垣首。

肩外俞连肩中俞，天窗乃于天容偶。

锐骨之端上颧髎，听宫耳前珠上走。

☆少泽　SI1
井穴

【歌诀记忆】小指末节之尺侧，开窍利咽取少泽。

小肠井穴浅刺点，乳少指麻病可免。

【穴名深意】少，指小指及幼小；泽，光泽，又城门名。本穴在小指末节光泽处，为经气之门户，故名"少泽"。

【标准定位】在手指，小指末节尺侧，指甲根角侧上方 0.1 寸（指寸）。

【取穴技巧】坐位，俯掌伸指，沿手小指指甲底部与小指尺侧缘引线的交点处，即为此穴。

【功效主治】远治作用：治疗头痛、目翳、咽喉肿痛、项强、乳痈、乳少、耳鸣、耳聋、肩臂外后侧疼痛。

特殊作用：治疗昏迷、热病。

【常用配穴】可配肩井、膻中治疗产后缺乳；可配人中治疗热病、昏迷、休克。

【针刺方法】斜刺 0.1 寸，或点刺出血。

前谷　SI2
荥穴

【歌诀记忆】前谷小指尺侧找，掌指关节前下凹。

耳目疼痛手指麻，荥穴热病乳汁少。

【穴名深意】谷，山洼无水之地，又肌肉之结合处，即古之所谓"肉之大会"。本穴在手小指本节前凹陷中，故名"前谷"。

【标准定位】在手指，第5掌指关节尺侧远端赤白肉际凹陷中。

【取穴技巧】坐位，仰掌握拳，手掌尺侧，在小指掌指关节（第5掌指关节）前，有一皮肤皱襞突起，其尖端（掌指横纹头赤白肉际处）即为此穴。

【功效主治】近治作用：治疗手指肿痛。

　　　　　　远治作用：治疗头痛、耳鸣、目痛、咽喉肿痛、项强、乳少。

　　　　　　特殊作用：治疗热病汗不出、疟疾、癫狂、痫证。

【常用配穴】可配耳门、翳风治疗耳鸣。

【针刺方法】直刺0.2~0.3寸。

☆后溪　SI3

输穴，八脉交会穴，通于督脉

【歌诀记忆】小指本节后外侧，小肠之输后溪穴。

　　　　　　散风疏筋督脉通，项强寒热疗耳聋。

【穴名深意】溪，是山洼流水之沟，又筋膜之连接处，即古之所谓"肉之小会"。本穴在小指本节后方第5掌骨之前方，故名"后溪"。

【标准定位】在手内侧，第5掌指关节尺侧近端赤白肉际凹陷中。

【取穴技巧】坐位，仰掌握拳，手掌尺侧，在小指掌指关节（第5掌指关节）后，有一皮肤皱襞突起，其尖端即为此穴。

【功效主治】远治作用：治疗肘臂痛、头项强痛、耳聋、目眩、目赤、鼻衄、咽喉肿痛。

　　　　　　特殊作用：治疗热病、疟疾、癫狂、痫证、盗汗。

【常用配穴】可配天柱治疗项强、落枕；可配翳风、听宫治疗耳聋、耳鸣。

【针刺方法】直刺0.5~1寸，或向合谷方向透刺。

☆腕骨 SI4
原穴

【歌诀记忆】第五掌骨三角骨，两者之间是腕骨。

小肠之原颈项强，疟疾黄疸无所苦。

【穴名深意】穴在腕前方豌豆骨前凹陷处。骨穴同名，故名"腕骨"。

【标准定位】在腕区，第5掌骨底与三角骨之间的赤白肉际凹陷中。

【取穴技巧】坐位，微握拳，掌心向胸，由后溪向腕部推可摸到两块骨头（第5掌骨基底与三角骨），在两骨结合部、掌背面交界处可触及一凹陷处，即为此穴。

【功效主治】近治作用：治疗指挛臂痛。

远治作用：治疗头痛、项强、耳鸣、耳聋、目翳、胁痛。

特殊作用：治疗热病汗不出、惊风、抽搐、黄疸、疟疾。

【常用配穴】可配涌泉治疗伤寒发黄；可配大陵、间使、三间治疗腕关节炎；可配足三里、脾俞治疗糖尿病；可配通里，为原络配穴法，治疗高热、惊风；可配太冲、阳陵泉治疗黄疸、胁痛、胆囊炎。

【针刺方法】直刺0.3~0.5寸。

阳谷 SI5
经穴

【歌诀记忆】尺骨茎突三角间，腕痛颔肿热狂癫。

小肠经穴取阳谷，头痛耳鸣及目眩。

【穴名深意】谷，山洼无水之地，又肌肉之结合处，即古之所谓"肉之大会"。穴在腕关节阳侧凹陷中，故名"阳谷"。

【标准定位】在腕后区，尺骨茎突与三角骨之间的凹陷中。

【取穴技巧】坐位，屈腕，掌心向胸，由腕骨穴向腕部推，相隔一骨（三角骨）的凹陷处，即为此穴。

【功效主治】近治作用：治疗腕痛。

远治作用：治疗头痛、目眩、耳鸣、耳聋。

特殊作用：治疗热病、癫狂病。

【常用配穴】可配阳池治腕痛。

【针刺方法】直刺或斜刺0.3~0.4寸。

☆养老 SI6
郄穴

【歌诀记忆】尺骨小头桡侧旁，手太阳郄养老强。

可疗肩臂痛不举，目视不明效专长。

【穴名深意】养，奉养；老，年老。以其功能明目舒筋，治老年阳气不足诸病。凡用本穴，补多泻少。又宜多灸，故名"养老"。

【标准定位】在前臂后区，腕背横纹上1寸，尺骨头桡侧凹陷中。

【取穴技巧】坐位，屈腕，掌心向胸，在手腕小指侧可摸到一凸起高骨（尺骨小头），沿高骨的最高点往桡侧推，可触及一骨缝，按之有酸胀感处，即为此穴。

【功效主治】远治作用：治疗肩臂疼痛、目视不明。

【常用配穴】可配肩髃治疗肩、背、肘疼痛；可配睛明、光明治疗视力减退。

【针刺方法】以掌心向胸姿势，直刺或斜刺0.5~0.8寸。

☆支正 SI7
络穴

【歌诀记忆】手太阳络支正是，热病癫狂疣可治。

腕纹向上五寸整，前臂尺侧肘挛瘀。

【穴名深意】支，分支，支持；正，正直，正行。穴名意指其为手太阳正经之分支，走向少阴之络穴。且取穴时必须支肘正臂。

【标准定位】在前臂后区，腕背侧远端横纹上5寸，尺骨尺侧与尺侧腕屈肌之间。

【取穴技巧】屈肘俯掌，先确定阳谷与小海的位置，取阳谷与小海连线的中点处再向下一横指处，即为此穴。

【功效主治】近治作用：治疗肘臂酸痛。

远治作用：治疗头痛、目眩、项强。

特殊作用：治疗热病、癫狂。

【常用配穴】可配三焦俞治疗目眩头痛；可配神门治疗神志病；可配曲池治疗肘臂手指痛不能握；可配神门，为原络配穴法，治疗癫狂、精神病；可配肩髎治疗肩臂、手指疼痛、挛急。

【针刺方法】直刺或斜刺0.5~0.8寸。

小海 SI8
合穴

【歌诀记忆】肱内上髁鹰嘴间，尺神经沟小海现。

小肠合穴头颈痛，肘臂疼痛与癫痫。

【穴名深意】小，指手太阳小肠经；海，百川皆归之处。穴为手太阳经所入为合之海也，故名"小海"。

【标准定位】在肘后区，尺骨鹰嘴与肱骨内上髁之间凹陷处。

【取穴技巧】坐位，屈肘，在肘尖（尺骨鹰嘴）最高点与肘部内侧高骨（肱骨内上髁）最高点之间可触及一凹陷，按压有酸麻感处，即为此穴。

【功效主治】近治作用：治疗肘臂疼痛。

远治作用：治疗头痛、耳鸣、耳聋、项强。

特殊作用：治疗癫痫。

【常用配穴】可配手三里治疗肘臂疼痛。

【针刺方法】直刺 0.3~0.5 寸。

☆肩贞　SI9

【歌诀记忆】腋后纹头上一寸，肩贞能端关节正。

化痰消肿为其功，肩胛痹痛耳鸣聋。

【穴名深意】贞，正气，精气。穴在夹臂缝中为肩部正气所居，故名"肩贞"。

【标准定位】在肩胛区，肩关节后下方，腋后纹头直上 1 寸。

【取穴技巧】正坐位，垂肩，上臂内收，从腋后纹头向上一横指，按压有酸胀感处，即为此穴。

【功效主治】近治作用：治疗肩胛痛、手臂麻痛、上肢不举。

远治作用：治疗缺盆中痛、瘰疬。

【常用配穴】可配肩髃、肩髎治疗肩周炎；可配肩髎、曲池、肩井、手三里、合谷治疗上肢不遂。

【针刺方法】直刺 1~1.5 寸，或向前腋缝方向透刺，不宜向胸侧深刺。

臑俞　SI10

【歌诀记忆】肩贞直上冈下缘，肩臂酸痛可愈痊。

臑俞散风把筋舒，颈项瘰疬渐萎枯。

【穴名深意】臑，肩下方之肌肉；俞，为腧之简，即通透内外之俞穴也。

其为臂部肌肉之枢纽，故名"臑俞"。

【标准定位】在肩胛区，腋后纹头直上，肩胛冈下缘凹陷中。

【取穴技巧】正坐位，垂肩，上臂内收，先确定肩贞的位置，用手指从

腋后纹头端肩贞垂直向上推至一块斜向的骨头（肩胛冈）

下缘，按压有酸胀感处，即为此穴。

【功效主治】近治作用：治疗肩臂疼痛。

　　　　　　远治作用：治疗瘰疬。

【常用配穴】可配肩髃、曲池治疗肩臂疼痛。

【针刺方法】直刺或向外斜刺 0.5~1.5 寸，不宜向胸侧深刺。

☆天宗　SI11

【歌诀记忆】肩胛冈缘取正中，复连下角分三重。

　　　　　　天宗宜取最上截，舒筋活络肩背痛。

【穴名深意】本穴当肩胛骨中央，与曲垣、秉风诸穴彼此相望，受曲垣、秉风围绕，有天宗之象，故仿星名以命名。

【标准定位】在肩胛区，肩胛冈中点与肩胛骨下角连线的上 1/3 与下 2/3 交点凹陷中。

【取穴技巧】正坐位，垂肩，取一标有三等分的弹性皮筋，将皮筋的两头分别与肩胛冈下缘中点、肩胛下角对齐拉紧，皮筋的上 1/3 与下 2/3 交界处，相当于冈下窝中央，用力按压有明显酸痛感处，即为此穴。

【功效主治】近治作用：治疗肩胛疼痛、肘臂外后侧疼痛。

　　　　　　远治作用：治疗气喘、乳痈。

【常用配穴】可配秉风治疗肩胛疼痛。

【针刺方法】直刺 0.5~1 寸。

秉风　SI12

【歌诀记忆】天宗直上举臂凹，秉风在此位置高。

　　　　　　上窝中点把针扎，肢麻肩痛立可抛。

【穴名深意】秉，同柄，即权柄；风，风邪。穴名意指此穴为治疗风邪
之权柄所在。权柄在握，随我操持，则风病无忧。

【标准定位】在肩胛区，肩胛冈中点上方冈上窝中。

【取穴技巧】正坐或俯卧位，先确定天宗的位置，由天宗直上跨过肩胛
冈至凹陷中点处，用力按压有明显酸胀感，即为此穴。

【功效主治】近治作用：治疗肩痛不举。

【常用配穴】可配天宗治疗肩胛疼痛。

【针刺方法】直刺或斜刺 0.5~1 寸。

曲垣　SI13

【歌诀记忆】臑俞二胸椎连线，连线中点取曲垣。
舒筋止痛把风散，浅刺肩痛立可痊。

【穴名深意】曲，弯曲；垣，短墙。穴在肩胛冈上窝内侧端，如被短墙
所围绕，故名"曲垣"。

【标准定位】在肩胛区，肩胛冈内侧端上缘凹陷中。

【取穴技巧】在肩胛部，冈上窝内侧端，当臑俞与第 2 胸椎棘突连线
的中点处。

【功效主治】近治作用：治疗肩胛疼痛、拘挛。

【常用配穴】可配天宗、秉风治疗肩胛疼痛。

【针刺方法】直刺或向外斜刺 0.5~1 寸，不宜向胸部深刺。

肩外俞　SI14

【歌诀记忆】此穴忌深君须谙，一椎脊下旁开三。
斜刺可灸肩周痹，颈项强直任务担。

【穴名深意】穴位近于肩胛上廉，因其距督脉较远，故名"肩外俞"。

【标准定位】在脊柱区，第1胸椎棘突下，后正中线旁开3寸。

【取穴技巧】前倾坐位或俯卧位，先确定大椎（第7颈椎棘突下），
　　　　　　由大椎往下推1个椎骨之棘突下，由此旁开四横指，适
　　　　　　当肩胛骨内侧缘处，即为此穴。

【功效主治】近治作用：治疗肩背痛引项臂。

【常用配穴】可配肩中俞、大椎、列缺治疗肩背疼痛。

【针刺方法】向外斜刺0.5~0.8寸，不宜直刺深刺。

肩中俞　SI15

【歌诀记忆】大椎穴之两寸旁，宣肺止咳针医忙。
　　　　　　斜刺是穴肩中俞，舒筋通络功效强。

【穴名深意】本穴近于大椎，较肩外俞稍上，近于督脉，督脉居背部
　　　　　　正中，故名"肩中俞"。

【标准定位】在脊柱区，第7颈椎棘突下，后正中线旁开2寸。

【取穴技巧】前倾坐位或俯卧位，先确定大椎的位置，再取后正中线到
　　　　　　肩胛冈内侧缘为3寸，取其中2寸的长度，在大椎旁开2
　　　　　　寸，按压有酸胀感处，即为此穴。

【功效主治】近治作用：治疗肩背疼痛、咳嗽、哮喘。
　　　　　　远治作用：治疗目视不明。

【常用配穴】可配肩外俞、大椎治疗肩背疼痛。

【针刺方法】直刺或向外斜刺0.5~0.8寸，不宜深刺。

天窗　SI16

【歌诀记忆】横平喉结乳肌后，天窗利咽失声骤。
　　　　　　清热息风能开窍，耳鸣耳聋闻声笑。

【穴名深意】本穴能治疗耳聋、暴喑、咽肿、口噤及人体上部诸孔窍
　　　　　　疾患，有如开窗通气者，故名"天窗"。

【标准定位】在颈部，横平喉结，胸锁乳突肌的后缘。

【功效主治】近治作用：治疗咽喉肿痛、暴喑、项强。

　　　　　　远治作用：治疗耳鸣、耳聋。

【常用配穴】可配列缺治疗项强。

【针刺方法】直刺或向下斜刺 0.5~1 寸。

天容　SI17

【歌诀记忆】下颌角后取天容，乳肌前缘凹陷中。

　　　　　　利咽消肿忌深刺，胸痛气喘及耳聋。

【穴名深意】容，受盛，容貌也。本穴居全身之上部，多致五官失容，
　　　　　　治之有效，故名"天容"。

【标准定位】在颈部，下颌角后方，胸锁乳突肌的前缘凹陷中。

【功效主治】近治作用：治疗咽喉肿痛、项强。

　　　　　　远治作用：治疗耳鸣、耳聋。

【常用配穴】可配鱼际、少商治疗咽喉肿痛；可配听宫、中渚治疗耳鸣、
　　　　　　耳聋。

【针刺方法】直刺 0.5~1 寸，不宜深刺。

☆ 颧髎　SI18

【歌诀记忆】外眦直下取颧髎，颧骨下缘凹陷找。

　　　　　　口眼㖞斜眼瞤动，浅刺齿痛疗效好。

【穴名深意】髎，缝隙。本穴即颧骨尖处之深孔，故名"颧髎"。

【标准定位】在面部，颧骨下缘，目外眦直下的凹陷中。

【取穴技巧】正坐或仰卧位，在面部，颧骨最高点下缘可触及一凹陷，按压有明显酸胀感处，即为此穴。

【功效主治】近治作用：治疗口眼㖞斜、眼睑瞤动、目赤目黄、齿痛、颊肿。

【常用配穴】可配地仓、颊车治疗口㖞；可配合谷治疗齿痛、唇肿；可配大迎治疗目瞤动；可配合谷、翳风治疗三叉神经痛。

【针刺方法】直刺0.3~0.5寸，或斜刺或平刺0.5~1寸。

☆听宫　SI19

【歌诀记忆】张口屏前取听宫，善治肾虚耳暴聋。
　　　　　　痉急失音心腹满，心下悲戚总可攻。

【穴名深意】宫，深室也，以喻耳窍。穴在耳前上切迹之前，耳司听，故名"听宫"。

【标准定位】在面部，耳屏正中与下颌骨髁状突之间的凹陷中。

【取穴技巧】侧坐位，微张口，在耳屏与下颌关节之间可触及一凹陷处，即为此穴。

【功效主治】近治作用：治疗耳鸣、耳聋、聤耳、齿痛。
　　　　　　特殊作用：治疗癫狂痫。

【常用配穴】可配翳风、中渚治疗耳鸣、耳聋。

【针刺方法】张口，直刺0.5~1寸。

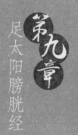

第一节　足太阳膀胱经经脉循行和主治

经脉循行	膀胱足太阳之脉，起于目内眦，上额，交巅。 其支者，从巅至耳上角。 其直者，从巅入络脑，还出别下项，循肩膊内，挟脊，抵腰中，入循脊，络肾，属膀胱。 其支者，从腰中下挟脊，贯臀，入腘中； 其支者，从膊内左右，别下贯胛，挟脊内，过髀枢，循髀外后廉，下合腘中，以下贯腨内，出外踝之后，循京骨，至小指外侧	
循行白话解	足太阳膀胱经起于目内眦，上额，交于巅顶。 巅顶部支脉：从头顶到颞颥部。 巅顶部直行的支脉：从头顶入里络于脑，回出分开下行项后，沿着肩胛部内侧，挟着脊柱，到达腰部，从脊旁肌肉进入体腔，联络肾脏，属于膀胱。 腰部的支脉：从腰中下夹脊旁，向下通过臀部，进入腘窝中。 后项的支脉：通过肩胛骨内缘直下，经过臀部下行，沿着大腿后外侧，与腰部下来的支脉会合于腘窝中，由此向下，通过腓肠肌，出于外踝的后面，沿着第5跖骨粗隆，至小趾外侧端，与足少阴肾经相接	
脏腑联络	属膀胱，络肾，并联络目、脑、耳部	
经脉主治	膀胱病	小便不通，遗尿
	头、目疾患	头痛，目痛，迎风流泪，鼻塞，鼻衄
	经脉循行部位的疾患	项、背、腰、臀部疼痛，下肢痿痹

第二节　足太阳膀胱经腧穴

【歌诀记忆】足太阳经六十七，睛明目内红肉藏。

攒竹眉冲与曲差，五处上寸半承光。

通天络却玉枕昂，天柱后际大筋外。

大杼背部第二行，风门肺俞厥阴四。

心俞督俞膈俞强，肝胆脾胃俱挨次。

三焦肾气海大肠，关元小肠到膀胱。

中膂白环仔细量，自从大杼到白环。

各各节外寸半长，上髎次髎中髎下。

一空二空腰髁当，会阳阴尾骨外取。

承扶臀横纹中央，殷门浮郄到委阳。

委中合阳承筋是，附分侠脊第二行。

魄户膏肓于神堂，**谚语**膈关魂门九。

阳纲意舍于胃仓，肓门志室胞肓续。

二使椎下秩边场，承山飞扬踝附阳。

昆仑仆参连申脉，金门京骨束骨忙。

通骨至阴小指旁。

☆ 睛明　BL1

【歌诀记忆】内眦内上零点一，目翳流泪肿赤医。

压缓直刺忌手法，出针久按君须记。

【穴名深意】本穴在目内眦，近于睛，为手足太阳、足阳明、阴跷、阳跷五脉之会，主治一切目疾，以复其明，故名"睛明"。

【标准定位】在面部，目内眦内上方眶内侧壁凹陷中。

【取穴技巧】正坐位，合眼，手指置于内侧眼角稍上方，轻轻按压可感有一凹陷处，即为此穴。

【功效主治】近治作用：治疗目赤肿痛、迎风流泪、胬肉攀睛、视物不明、近视、夜盲、目翳。

远治作用：治疗急性腰扭伤。

【常用配穴】可配后溪、目窗、瞳子髎治疗目赤；可配行间治疗雀目；可配合谷、四白治疗目生翳膜。

【针刺方法】嘱闭目，医者左手轻推眼球向外侧固定，右手缓慢进针，紧靠眼眶边缘直刺0.3~0.5寸，不捻转，不提插，针刺本穴容易引起内出血，出针后需用消毒干棉球按压片刻，不宜灸。

☆ 攒竹　BL2

【歌诀记忆】额切迹处取攒竹，眉间疼痛难张目。

脑昏目赤瞳子痒，平刺睑𬉼治可复。

【穴名深意】眉犹竹叶，穴在眉内侧端，喻如新篁攒生，本穴犹竹叶之蒂柄，故名"攒竹"。

【标准定位】在面部，眉头凹陷中，额切迹处，即为此穴。

【取穴技巧】正坐或仰卧位，皱眉，可见眉毛内侧端有一隆起处，即为此穴。

【功效主治】近治作用：治疗前额痛、眉棱骨痛、目眩、流泪、目视不明、目赤肿痛、近视、眼睑𬉼动、面瘫。

【常用配穴】可配阳白治疗口眼㖞斜、眼睑下垂。

【针刺方法】平刺0.3~0.5寸，不宜灸。

眉冲　BL3

【歌诀记忆】零点五寸发际中，眉头直上取眉冲。
　　　　　　病证头痛需清神，平刺鼻塞亦可通。

【穴名深意】冲，和也。取本穴时必使患者眉目舒展，现出冲和气势，
　　　　　　由眉少上止发际是穴，故名"眉冲"。

【标准定位】在头部，额切迹直上入发际0.5寸。

【取穴技巧】正坐或仰卧位，手指自眉头向上推，在入发际半横指，按
　　　　　　压有痛感处，即为此穴。

【功效主治】近治作用：治疗头痛、眩晕。

　　　　　　远治作用：治疗目视不明、鼻塞。

　　　　　　特殊作用：治疗癫痫。

【常用配穴】可配太阳治疗头痛。

【针刺方法】平刺0.3~0.5寸，不宜灸。

曲差　BL4

【歌诀记忆】入前发际曲差属，神庭旁开一寸五。
　　　　　　头痛眩晕心烦闷，视弱鼻衄与鼻堵。

【穴名深意】差，参差不齐。本穴由眉冲旁开稍下，距神庭一寸五分，
　　　　　　以其不平，又以其横列不与发际诸穴相齐，故名"曲差"。

【标准定位】在头部，前发际正中直上0.5寸，旁开1.5寸。

【取穴技巧】从前发际正中直上半横指，再旁开二横指，适对鼻侧直
　　　　　　上，按压有痛感处，即为此穴。

【功效主治】近治作用：治疗头痛、眩晕。

　　　　　　远治作用：治疗目视不明、目痛、鼻塞。

【常用配穴】可配上星、迎香、通天、风府治疗鼻疾。

【针刺方法】平刺0.5~0.8寸。

五处　BL5

【歌诀记忆】上星旁开一点五，发际一寸定五处。
　　　　　　头痛头重与眩晕，热病癫痫及抽搐。

【穴名深意】五，数名，意为第五，五星；处，居处，所在。穴居前额，
　　　　　　犹如诸星所居之处，故名"五处"。前头部在道经中称
　　　　　　为天庭，穴居其间，正有天上诸星（五星）罗列之象，
　　　　　　且在本经序次亦为第五，故名。

【标准定位】在头部，前发际正中直上1寸，旁开1.5寸。

【取穴技巧】正坐或仰卧位，从前发际正中直上一横指，再旁开二横
　　　　　　指，适对鼻侧直上，按压有痛感处，即为此穴。

【功效主治】近治作用：治疗头痛。

　　　　　　远治作用：治疗目眩、目视不明。

　　　　　　特殊作用：治疗癫痫、抽搐、热病。

【常用配穴】可配合谷、太冲治疗头痛、目眩。

【针刺方法】平刺0.3~0.5寸。

承光　BL6

【歌诀记忆】清头明目刺承光，平刺半分通鼻腔。
　　　　　　五处穴后一点五，睛盲近视瞎眼眶。

【穴名深意】承，承受，奉承，承担；光，光明，光亮。承光，汉代台名，
　　　　　　借喻为明目去障，目病昏暗者，能使之承受与承奉光明也。
　　　　　　此穴可以担承，故名"承光"。

【标准定位】在头部，前发际正中直上2.5寸，旁开1.5寸。

【取穴技巧】正坐或仰卧位，从前发际正中直上三横指，再旁开二横
　　　　　　指，按压有痛感处，即为此穴。

【功效主治】近治作用：治疗头痛。

远治作用：治疗目眩、目视不明、鼻塞多涕。

特殊作用：治疗癫痫。

【常用配穴】可配百会治疗头痛。

【针刺方法】平刺0.3~0.5寸。

通天　BL7

【歌诀记忆】入发四寸承光后，通天入内把脑透。

正中旁开一点五，外感头晕误香臭。

【穴名深意】通，通达，通畅；天，指天气。通天，冠名，又指为脑部元神之所在及能开通肺气。穴与脑神之所在有关，功能开通肺窍，通乎天气，用治鼻病有效，故名"通天"。

【标准定位】在头部，前发际正中直上4寸，旁开1.5寸。

【取穴技巧】正坐位，取一标明三等分的弹性皮筋，拉长皮筋，使其两端点分别对应前后发际起点，从前发际方向往后1/3处旁开二横指，按压有痛感处，即为此穴。

【功效主治】近治作用：治疗头痛、头重、眩晕。

远治作用：治疗鼻塞、鼻渊。

【常用配穴】可配迎香、合谷治疗鼻疾。

【针刺方法】平刺0.3~0.5寸。

络却　BL8

【歌诀记忆】通天向后一点五，络却接近后枕部。

耳鸣眩晕神分裂，头顶疼痛鼻衄堵。

【穴名深意】络，联络，缠绕；却，退却，脱落。穴当古人系冠之处，联络缠绕不使所戴之冠退却脱落也，故名"络却"。

【标准定位】在头部，前发际正中直上 5.5 寸，旁开 1.5 寸。

【取穴技巧】正坐位，取一标明二等分的弹性皮筋，拉长皮筋，使其两端点分别对应前后发际起点，从中点往前发际方向半横指，再旁开二横指，按压有痛感处，即为此穴。

【功效主治】近治作用：治疗头痛、眩晕。

远治作用：治疗耳鸣、鼻塞、目视不明。

特殊作用：治疗癫狂、痫证。

【常用配穴】可配风池治疗头晕。

【针刺方法】平刺 0.3~0.5 寸。

玉枕　BL9

【歌诀记忆】粗隆上缘须旁开，一点三寸玉枕乖。

络却之后四寸数，鼻窍可开头清楚。

【穴名深意】玉，贵称也，又坚也。脑为人体至贵，穴在枕骨坚节之旁，为人寝息着枕之处，故名"玉枕"。

【标准定位】在头部，横平枕外隆凸上缘，后发际正中旁开 1.3 寸。

【取穴技巧】1. 正坐位，斜方肌外侧缘直上与枕外隆凸上缘水平线的交点，横平脑户，即为此穴。

2. 沿后发际正中向上轻推至触及枕骨，由此旁开二横指，在骨性隆起（枕外隆凸）的外上缘可及一凹陷处，即为此穴。

【功效主治】近治作用：治疗头痛、项强。

远治作用：治疗目痛、鼻塞。

【常用配穴】可配大椎治疗头项强痛。

【针刺方法】平刺 0.3~0.5 寸。

☆天柱　BL10

【歌诀记忆】平二颈棘突上际，斜方肌外凹陷毕。

　　　　　　疏风解表天柱穴，针向内上杀人命。

【穴名深意】人体以头为天，颈项犹其支柱，穴在颈上，故名"天柱"。

【标准定位】在颈后区，横平第2颈椎棘突上际，斜方肌外缘凹陷中。

【取穴技巧】正坐位，低头，触摸颈后部，有两条大筋（斜方肌），在该大筋外侧缘、后发际缘可触及一凹陷处，相当于从后发际正中旁开二横指，按压有酸胀感处，即为此穴。

【功效主治】近治作用：治疗头痛、眩晕、项强、肩背痛。

　　　　　　远治作用：治疗目赤肿痛、鼻塞。

　　　　　　特殊作用：治疗癫狂痫、热病。

【常用配穴】可配大椎治疗头痛项强。

【针刺方法】直刺或斜刺0.5~0.8寸，不可向内上方深刺。

大杼　BL11
八会穴之骨会

【歌诀记忆】一点五寸陶道侧，第一棘下大杼穴。

　　　　　　清热益骨能坚筋，斜刺可灸喘咳撤。

【穴名深意】大，长大。古称椎骨为杼骨，上椎尤大，本穴在其旁，故名"大杼"。

【标准定位】在脊柱区，第1胸椎棘突下，后正中线旁开1.5寸。

【取穴技巧】正坐低头或俯卧位，先确定大椎的位置，由大椎往下推1个椎骨（第1胸椎），从其棘突下缘旁开二横指，按压有酸胀感处，即为此穴。

【功效主治】近治作用：治疗咳嗽、头痛、颈项拘急、肩背痛。

　　　　　　特殊作用：治疗发热。

【常用配穴】可配夹脊、绝骨治疗颈椎病；可配列缺、尺泽治疗咳嗽、气喘。

【针刺方法】斜刺0.5~0.8寸，不宜直刺深刺，以免伤及内部重要脏器。

☆风门 BL12

【歌诀记忆】第二胸椎棘突下，风门旁开寸五扎。
斜刺忌深治外感，鼻炎背痛与淋巴。

【穴名深意】风，为阳邪，出入之处为门，穴位于项背部，膀胱主一身之表，该穴为风邪侵入之门户，故名"风门"。

【标准定位】在脊柱区，第2胸椎棘突下，后正中线旁开1.5寸。

【取穴技巧】正坐低头或俯卧位，先确定大椎的位置，由大椎往下推2个椎骨（第2胸椎），其棘突下缘旁开二横指，按压有酸胀感处，即为此穴。

【功效主治】近治作用：治疗胸背痛。
远治作用：治疗项强、目眩、鼻塞多涕。
特殊作用：治疗伤风咳嗽、发热头痛。

【常用配穴】可配肺俞、大椎治疗咳嗽、气喘；可配合谷治疗伤风咳嗽。

【针刺方法】斜刺0.5~0.8寸，不宜直刺深刺。

☆肺俞 BL13
肺背俞穴

【歌诀记忆】三四胸椎棘突间，旁开寸五肺俞现。
腰背强痛肺结核，斜刺咳喘与痰涎。

【穴名深意】俞，通输。肺经之气转输，输注之处，是治肺疾的重要腧穴，故名"肺俞"。

【标准定位】在脊柱区，第3胸椎棘突下，后正中线旁开1.5寸。

【取穴技巧】正坐低头或俯卧位，先确定大椎的位置，由大椎往下推3个椎骨（第3胸椎），其棘突下缘旁开二横指，按压有酸胀感处，即为此穴。

【功效主治】近治作用：治疗背痛。

　　　　　　特殊作用：治疗咳嗽、气喘、胸满、潮热、盗汗、骨蒸、鼻塞。

【常用配穴】可配风门治疗咳嗽喘；可配合谷、迎香治疗鼻疾。

【针刺方法】斜刺0.5~0.8寸，不宜深刺，以免伤及内部重要脏器。

☆ 厥阴俞　BL14
心包背俞穴

【歌诀记忆】四五胸椎之棘突，旁开寸五厥阴俞。

　　　　　　神经衰弱律失常，心痛胸闷与呕吐。

【穴名深意】厥阴俞，即手厥阴经心包络之俞也，在肺俞之下，心俞之上，内应心包络，即内景膏、肓之间也。

【标准定位】在脊柱区，第4胸椎棘突下，后正中线旁开1.5寸。

【取穴技巧】正坐低头或俯卧位，先确定大椎的位置，由大椎往下推4个椎骨（第4胸椎），其棘突下缘旁开二横指，按压有酸胀感处，即为此穴。

【功效主治】近治作用：治疗心痛、心悸、胸闷、咳嗽、呕吐。

【常用配穴】可配内关治疗心痛、心悸。

【针刺方法】斜刺0.5~0.8寸，不宜直刺深刺。

☆心俞　BL15
心背俞穴

【歌诀记忆】心俞定在第五椎，和营宁心精神归。
　　　　　　旁开寸五忌深刺，咳喘盗汗心莫悲。

【穴名深意】本穴与督脉之神道平。心藏神，为心脏之俞，故名"心俞"。

【标准定位】在脊柱区，第5胸椎棘突下，后正中线旁开1.5寸。

【取穴技巧】正坐低头或俯卧位，先确定大椎穴的位置，由大椎往下
　　　　　　推5个椎骨（第5胸椎），其棘突下缘旁开二横指，按
　　　　　　压有酸胀感处，即为此穴。

【功效主治】近治作用：治疗胸背痛、咳嗽、咯血、心痛。
　　　　　　特殊作用：治疗惊悸、失眠、健忘、心烦、盗汗、梦遗、
　　　　　　癫狂痫。

【常用配穴】可配内关治疗心痛、心悸。

【针刺方法】斜刺0.5~0.8寸，不宜直刺深刺。

督俞　BL16

【歌诀记忆】督脉脉气转输地，督俞穴宽胸利气。
　　　　　　第六胸椎棘突下，斜刺勿深君须记。

【穴名深意】督俞，即督脉之俞也。

【标准定位】在脊柱区，第6胸椎棘突下，后正中线旁开1.5寸。

【取穴技巧】正坐或俯卧位，两肩胛骨下角水平连线与脊柱相交所在处
　　　　　　（第7胸椎棘突），往上推1个椎骨（第6胸椎），从
　　　　　　其棘突下缘旁开二横指，按压有酸胀感处，即为此穴。

【功效主治】近治作用：治疗心痛、腹痛、腹胀、呃逆、肠鸣。

【常用配穴】可配内关治疗心痛、胸闷。

【针刺方法】斜刺0.5~0.8寸，不宜直刺深刺。

☆膈俞　BL17
八会穴之血会

【歌诀记忆】至阳穴旁一点五，膈俞斜刺能止吐。
　　　　　　第七胸椎稍下旁，心肝肺脏血证对。

【穴名深意】本穴内应横膈膜，而为之俞，故名"膈俞"。

【标准定位】在脊柱区，第7胸椎棘突下，后正中线旁开1.5寸。

【取穴技巧】正坐或俯卧位，从第7胸椎棘突的棘突下缘旁开二横指，按压有酸胀感处，即为此穴。

【功效主治】近治作用：治疗咳嗽、气喘、胃脘痛、呕吐、呃逆、饮食不下、吐血。
　　　　　　特殊作用：治疗潮热、盗汗、瘾疹。

【常用配穴】可配内关、足三里治疗呕吐、呃逆；可配足三里、血海、肓膏治疗贫血。

【针刺方法】斜刺0.5~0.8寸，不宜直刺深刺。

☆肝俞　BL18
肝背俞穴

【歌诀记忆】筋缩之旁胸椎九，疏肝利胆肝俞有。
　　　　　　斜刺旁开一寸五，筋病目疾癫狂走。

【穴名深意】肝在膈下，本穴内应肝脏，而为之俞，故名"肝俞"。

【标准定位】在脊柱区，第9胸椎棘突下，后正中线旁开1.5寸。

【取穴技巧】正坐或俯卧位，从第7胸椎棘突往下推2个椎骨（第9胸椎），再从其棘突下缘旁开二横指，按压有酸胀感处，即为此穴。

【功效主治】近治作用：治疗背痛。
　　　　　　特殊作用：治疗目赤、目视不明、夜盲、流泪、眩晕、胁痛、黄疸、吐血、癫狂痛。

【常用配穴】可配太冲治疗胁肋疼痛；可配肾俞、太溪治疗健忘、失眠；可配光明治疗目昏。

【针刺方法】斜刺0.5~0.8寸，不宜直刺深刺。

☆胆俞　BL19
胆背俞穴

【歌诀记忆】十椎稍下胆俞看，正中旁开寸五畔。
　　　　　　翻胃酒疸目色黄，斜刺惊悸卧不安。

【穴名深意】胆附于肝，本穴内应于胆，而为之俞，故名"胆俞"。

【标准定位】在脊柱区，第10胸椎棘突下，后正中线旁开1.5寸。

【取穴技巧】正坐或俯卧位，从第7胸椎棘突往下推3个椎骨（第10
　　　　　　胸椎），再从其棘突下缘旁开二横指，按压有酸胀感处，
　　　　　　即为此穴。

【功效主治】近治作用：治疗完谷不化、呕吐。
　　　　　　特殊作用：治疗口苦、胁痛、黄疸、肺痨、潮热。

【常用配穴】可配阳陵泉、太冲治疗呕吐、胃炎、胆道蛔虫病；可配
　　　　　　日月，为俞募配穴法，治疗黄疸、胆囊炎；可配膏肓、
　　　　　　三阴交治疗咽痛、肺痨、潮热。

【针刺方法】斜刺0.5~0.8寸，不宜直刺深刺。

☆脾俞　BL20
脾背俞穴

【歌诀记忆】十一胸椎棘突下，健脾和胃把湿化。
　　　　　　水肿痢疾黄疸病，脾俞直刺一寸恰。

【穴名深意】本穴与脾相应，而为之俞，故名"脾俞"。

【标准定位】在脊柱区，第11胸椎棘突下，后正中线旁开1.5寸。

【取穴技巧】正坐或俯卧位，取一线过肚脐绕腹腰一周，与肚脐中相
　　　　　　对应处（第2腰椎棘突），往上推3个椎体（第11胸椎），
　　　　　　再从其棘突下缘旁开二横指，按压有酸胀感处，即为此穴。

【功效主治】近治作用：治疗背痛、呕吐、胃痛、消化不良、腹胀、
　　　　　　泄泻、水肿、黄疸、便血、多食善饥、身瘦。

【常用配穴】可配中脘、三阴交、足三里治疗呕吐；可配胃俞、中脘、章门、足三里、关元俞治疗泄泻；可配肾俞、三阴交治疗消渴。

【针刺方法】直刺 0.5~1 寸。

☆胃俞　BL21
胃背俞穴

【歌诀记忆】十二胸椎胃俞记，正中旁开寸半忆。

呕吐腹胀或善饥，直刺半或一寸毕。

【穴名深意】本穴与胃相应，而为之俞，故名"胃俞"。

【标准定位】在脊柱区，第 12 胸椎棘突下，后正中线旁开 1.5 寸。

【取穴技巧】正坐或俯卧位，从第2腰椎棘突往上推2个椎体（第12胸椎），再从其棘突下缘旁开二横指，按压有酸胀感处，即为此穴。

【功效主治】近治作用：治疗胸胁胀痛、胃脘痛、腹胀、呕吐、完谷不化、肠鸣、多食善饥、身瘦。

【常用配穴】可配中脘、梁丘治疗胃痛。

【针刺方法】直刺 0.5~1 寸。

三焦俞　BL22
三焦背俞穴

【歌诀记忆】第一腰椎下棘突，旁开寸五三焦俞。

胸胁腰背胃脘痛，腹胀呕吐谷不化。

【穴名深意】本穴对人体上中下各部脂膜相应，而为之俞，故名"三焦俞"。

【标准定位】在脊柱区，第 1 腰椎棘突下，后正中线旁开 1.5 寸。

【取穴技巧】正坐或俯卧位，两侧髂嵴最高点之连线与脊椎之交点处（第4腰椎棘突），往上推3个椎体（第1腰椎），再从其棘突下缘旁开二横指，按压有酸胀感处，即为此穴。

【功效主治】近治作用：治疗胸胁胀痛、腰背痛、胃脘痛、腹胀、呕吐、完谷不化、肠鸣。

【常用配穴】可配身柱、命门治疗腰脊强痛、脊柱炎；可配石门，为俞募配穴法，治疗水肿、小便不利。

【针刺方法】直刺0.5~1寸。

☆肾俞　BL23
肾背俞穴

【歌诀记忆】命门旁侧肾俞居，育病腰痛因肾虚。
第二腰椎可直刺，宜灸气喘洞泻愈。

【穴名深意】本穴与肾脏相应，而为之俞，故名"肾俞"。

【标准定位】在脊柱区，第2腰椎棘突下，后正中线旁开1.5寸。

【取穴技巧】正坐或俯卧位，从第4腰椎棘突往上推2个椎体（第2腰椎），再从其棘突下缘旁开二横指，按压有酸胀感处，即为此穴。

【功效主治】近治作用：治疗腰背酸痛。
特殊作用：治疗头昏、耳鸣、耳聋、小便不利、遗尿、遗精、阳痿、早泄、月经不调、带下病、不孕、不育、咳喘少气、水肿、多食善饥、身瘦。

【常用配穴】可配气海、三阴交、志室治疗滑精；可配关元、三阴交、太溪、水泉治疗月经不调；可配中脘、天枢、足三里治疗五更泄泻；可配委中、太溪治疗腰痛。

【针刺方法】直刺0.5~1寸。

气海俞　BL24

【歌诀记忆】第三腰椎气海俞，后正中旁寸五处。
　　　　　　直刺宜灸利膝腿，痛经腰痛痔疾主。

【穴名深意】本穴与任脉之气海穴相应，而为之俞，故名"气海俞"。

【标准定位】在脊柱区，第 3 腰椎棘突下，后正中线旁开 1.5 寸。

【取穴技巧】正坐或俯卧位，从第4腰椎棘突往上推1个椎体（第3腰椎），
　　　　　　再从其棘突下缘旁开二横指，按压有酸胀感处，即为此穴。

【功效主治】近治作用：治疗腰背酸痛，痛经。

　　　　　　特殊作用：治疗痔疾。

【常用配穴】可配三阴交治疗白浊、遗精；可配关元治疗产后恶露不
　　　　　　净；可配灸关元、膏肓、足三里治疗喘息短气（元气虚惫）；
　　　　　　可配关元、命门（重灸）、神阙（隔盐灸）急救中风脱证；
　　　　　　可配足三里、脾俞、胃俞、天枢、上巨虚治疗胃腹胀痛、
　　　　　　呃逆、呕吐、完谷不化、大便不通、泄泻。

【针刺方法】直刺 0.5~1 寸。

☆大肠俞　BL25
大肠背俞穴

【歌诀记忆】第四腰椎棘突寻，大肠俞治大肠鸣。
　　　　　　腹胀腰酸兼泻痢，大小便难食积停。

【穴名深意】本穴与大肠相应，而为之俞，故名"大肠俞"。

【标准定位】在脊柱区，第 4 腰椎棘突下，后正中线旁开 1.5 寸。

【取穴技巧】正坐或俯卧位，从第 4 腰椎棘突旁开二横指，按压有酸
　　　　　　胀感处，即为此穴。

【功效主治】近治作用：治疗腰脊疼痛、腹痛、腹胀、肠鸣、泄泻、便
　　　　　　秘、痢疾。

【常用配穴】可配气海、足三里、支沟治疗便秘。

【针刺方法】直刺 0.5~1.2 寸。

关元俞　BL26

【歌诀记忆】第五腰椎下棘突，旁开寸五关元俞。
　　　　　　腰痛肠炎糖尿病，遗尿盆炎染尿路。

【穴名深意】本穴与任脉之关元相应，而为之俞，故名"关元俞"。

【标准定位】在脊柱区，第5腰椎棘突下，后正中线旁开1.5寸。

【取穴技巧】正坐或俯卧位，从第4腰椎棘突向下推1个椎体（第5腰椎），
　　　　　　再从其棘突下缘旁开二横指，按压有酸胀感处，即为此穴。

【功效主治】近治作用：治疗腰痛、腹胀、泄泻、小便不利、遗尿、尿频。

【常用配穴】可配气海治疗腹胀。

【针刺方法】直刺0.5~1.2寸。

小肠俞　BL27
小肠背俞穴

【歌诀记忆】第一骶孔小肠俞，正中旁开一寸五。
　　　　　　腰痛遗精与遗尿，肠炎盆带痛小腹。

【穴名深意】本穴与小肠相应，而为之俞，故名"小肠俞"。

【标准定位】在骶区，横平第1骶后孔，骶正中嵴旁开1.5寸。

【取穴技巧】俯卧位，从骨盆后面髂嵴最高点向内下方骶角两侧循摸可
　　　　　　及一高骨突起，即是髂后上棘，与之平齐，髂骨正中突
　　　　　　起处是第1骶椎棘突，从第1骶椎棘突旁开二横指，按
　　　　　　压有酸胀感处，即为此穴。

【功效主治】近治作用：治疗腰骶痛、遗精、遗尿、带下病、小腹胀痛、
　　　　　　泄泻、痢疾。

【常用配穴】可配天枢、足三里、上巨虚、关元治疗腹胀、痢疾、便秘；
　　　　　　可配肾俞、三阴交、三焦俞、关元、曲泉治疗泌尿系统结石。

【针刺方法】直刺0.8~1.2寸。

☆ 膀胱俞　BL28
膀胱背俞穴

【歌诀记忆】第二骶孔膀胱俞，正中旁开一寸五。

　　　　　　腰骶疼痛膀胱炎，遗尿血尿与尿潴。

【穴名深意】本穴与膀胱相应，而为之俞，故名"膀胱俞"。

【标准定位】在骶区，横平第2骶后孔，骶正中嵴旁开1.5寸。

【取穴技巧】俯卧位，从第1骶椎棘突向下循推1个椎体（第2骶椎棘突），再从其旁开二横指，按压有酸胀感处，即为此穴。

【功效主治】近治作用：治疗腰骶痛、遗尿、遗精、小便不利、泄泻。

【常用配穴】可配肾俞治疗小便不利。

【针刺方法】直刺0.8~1.2寸。

中膂俞　BL29

【歌诀记忆】第三骶孔中膂俞，正中旁开一寸五。

　　　　　　痢疾疝气糖尿病，直刺可把腰骶护。

【穴名深意】膂，傍脊肉也。本穴当人体全长之折中，故名之以"中"，内应脊膂之肉，故名之以"膂"，故名"中膂俞"。

【标准定位】在骶区，横平第3骶后孔，骶正中嵴旁开1.5寸。

【取穴技巧】俯卧位，从第1骶椎棘突向下推2个椎体（第3骶椎棘突），再从其旁开二横指，按压有酸胀感处，即为此穴。

【功效主治】近治作用：治疗腰脊痛、腹痛、腹胀、痢疾。

【常用配穴】可配委中、昆仑治疗腰脊强痛、坐骨神经痛；可配天枢、气海治疗腹胀、肠炎。

【针刺方法】直刺1~1.5寸。

白环俞　BL30

【歌诀记忆】第四骶孔白环俞，正中旁开一寸五。
　　　　　　遗尿遗精经不调，腰骶疼痛肠脱出。

【穴名深意】白，白色，肺之色也，气也；环，玉环。白环，指穴内气
　　　　　　血为肺金之性的凉湿之气。一般略呈白色，本穴可治妇
　　　　　　女带下和男子遗精，故名"白环俞"。

【标准定位】在骶区，横平第4骶后孔，骶正中嵴旁开1.5寸。

【取穴技巧】俯卧位，从第1骶椎棘突向下推3个椎体（第4骶椎棘
　　　　　　突），再从其旁开二横指，按压有酸胀感处，即为此穴。

【功效主治】近治作用：治疗腰骶痛。
　　　　　　特殊作用：治疗月经不调、赤白带下、遗精白浊、遗尿。

【常用配穴】可配承扶、大肠俞治疗二便不利；可配委中治疗腰背痛。

【针刺方法】直刺1~1.5寸。

上髎　BL31

【歌诀记忆】上髎第一骶后孔，二便不利腰膝冷。
　　　　　　阴挺阴痒白带多，月经不调与经痛。

【穴名深意】髎，骨之孔，穴在第1骶后孔，故名"上髎"。

【标准定位】在骶区，正对第1骶后孔中。

【取穴技巧】俯卧位，髂骨上棘与第2骶椎棘突间为第2骶后孔，尾
　　　　　　骨上方之小圆骨为骶角，两骶角之间为骶管裂孔，把中
　　　　　　指按在第2骶后孔处，小指按在骶管裂孔处，示指、中指、
　　　　　　环指、小指等距离分开，各指尖端所指处即上髎、次髎、
　　　　　　中髎、下髎。

【功效主治】近治作用：治疗腰痛、月经不调、带下病、阴挺、遗精、
　　　　　　阳痿、小便不利。

【常用配穴】可配三阴交、中极治疗小便不利。

【针刺方法】直刺 1~1.5 寸。

☆次髎　BL32

【歌诀记忆】第二后孔取次髎，功能有异类上髎。

　　　　　直刺该穴治肢痿，强壮腰膝身健美。

【穴名深意】髎，骨之孔，穴在第 2 骶后孔，故名"次髎"。

【标准定位】在骶区，正对第 2 骶后孔中。

【取穴技巧】参见"上髎"。

【功效主治】近治作用：治疗腰痛、月经不调、痛经、疝气、遗精、

　　　　　遗尿、小便不利。

　　　　　远治作用：治疗下肢痿痹。

【常用配穴】可配三阴交治疗月经不调、痛经；可配委中治疗腰骶疼痛。

【针刺方法】直刺 1~1.5 寸。

中髎　BL33

【歌诀记忆】中髎第三骶后孔，妇科疾病直刺松。

　　　　　腰骶疼痛亦可灸，强健腰膝针莫收。

【穴名深意】髎，骨之孔，穴在第 3 骶后孔，故名"中髎"。

【标准定位】在骶区，正对第 3 骶后孔中。

【取穴技巧】参见"上髎"。

【功效主治】近治作用：治疗腰痛、月经不调、赤白带下、小便不利、

　　　　　便秘、泄泻。

【常用配穴】可配足三里治疗便秘。

【针刺方法】直刺 1~1.5 寸。

【歌诀记忆】第四后孔下髎守，直刺一寸半可灸。
　　　　　　二便不通与腰痛，肠鸣腹痛此穴谋。

【穴名深意】髎，骨之孔，穴在第4骶后孔，故名"下髎"。

【标准定位】在骶区，正对第4骶后孔中。

【取穴技巧】参见"上髎"。

【功效主治】近治作用：治疗腰痛、疝痛引小腹、小便不利、肠鸣、
　　　　　　便秘、便血、带下病。

【常用配穴】可配足三里、天枢治疗泄泻；可配风市、昆仑治疗腰痛。

【针刺方法】直刺1~1.5寸。

【歌诀记忆】零点五寸督脉旁，尾骨下端针会阳。
　　　　　　通调下焦理肛疾，带下阳痿功效良。

【穴名深意】阳经之会也，左右足太阳经线与督脉交会，故名"会阳"。

【标准定位】在骶区，尾骨端旁开0.5寸。

【取穴技巧】俯卧位，尾骨下端旁边凹陷，按压有酸胀感处，即为此穴。

【功效主治】近治作用：治疗阳痿、遗精、带下病、痢疾、泄泻、痔疾。

【常用配穴】可配承山治疗痔疾。

【针刺方法】直刺0.8~1.2寸。

【歌诀记忆】承扶臀横纹中央，舒筋并调理肛肠。
　　　　　　腰骶臀股痛可劫，下肢瘫痪及痔疮。

【穴名深意】承扶，即承受扶持之意。本穴在臀横纹正中，适当扶持着手之处，故名"承扶"。

【标准定位】在股后区，臀沟的中点。

【取穴技巧】仰卧位，与臀下横纹正中点，按压有酸胀感处，即为此穴。

【功效主治】近治作用：治疗腰、骶、臀、股部疼痛，痔疾，脱肛，便秘，小便不利。

【常用配穴】可配委中治疗腰骶痛。

【针刺方法】直刺1~2.5寸。

殷门　BL37

【歌诀记忆】承委连线取殷门，臀沟下方六寸伸。
两寸深刺下肢萎，急腰扭伤大腿疼。

【穴名深意】殷，中也，厚也。本穴在承扶、委中两穴折中处，其处肌肉丰盈。其体则殷，其用犹门，故名"殷门"。

【标准定位】在股后区，臀沟下6寸，股二头肌与半腱肌之间。

【取穴技巧】侧卧屈膝或俯卧位，取一标有二等分的弹性皮筋，将皮筋两端点分别对齐臀后横纹中点及腘横纹中点，从皮筋中点对应处直上一横指，按压有酸胀感处，即为此穴。

【功效主治】近治作用：治疗腰腿痛、下肢痿痹。

【常用配穴】可配肾俞、后溪治疗腰痛；可配风市、足三里治疗下肢痿痹。

【针刺方法】直刺1~2寸。

浮郄　BL38

【歌诀记忆】腘窝外侧取浮郄，委阳上方一寸许。
小腿三头肌痉挛，腹泻便秘腿麻痹。

【穴名深意】浮，指浮竹；郄，孔隙。穴在膝关节后方外侧，下肢骨自膝关节又生一辅助骨曰腓，故取浮竹之象比譬之，故名"浮郄"。

【标准定位】在膝后区，腘横纹上1寸，股二头肌腱的内侧缘。

【取穴技巧】俯卧位，从腘横纹外侧端向上一横指，可及一大筋（股二头肌腱），在该筋内侧按压有凹陷处，即为此穴。

【功效主治】近治作用：治疗膝腘部疼痛、麻木、挛急。

特殊作用：治疗便秘。

【常用配穴】可配承山治疗下肢痿痹。

【针刺方法】直刺1~1.5寸。

☆委阳　BL39
三焦下合穴

【歌诀记忆】腘横纹外腱内缘，三焦下合委阳穴。

利水亦把腰脊强，腹胀萎厥足拘挛。

【穴名深意】穴在膝腘横纹外侧端，平于委中。因穴在外侧，故名"委阳"。

【标准定位】在膝部，腘横纹上，股二头肌腱的内侧缘。

【取穴技巧】俯卧位，在股二头肌腱内侧按压有凹陷处，即为此穴。

【功效主治】近治作用：治疗下肢挛痛。

远治作用：治疗腹满、水肿、小便不利、腰脊强痛。

【常用配穴】可配三焦俞、肾俞、治疗小便不利；可配殷门、阴陵泉、行间治疗腰痛。

【针刺方法】直刺1~1.5寸。

☆委中　BL40
合穴，膀胱下合穴

【歌诀记忆】腰背疼痛取委中，热病汗稀便不通。
　　　　　　膀胱之合并下合，点刺出血有奇功。

【穴名深意】委，委顿也，又委屈也。猝触此穴，令人下肢委顿，立即
　　　　　　跪倒。《灵枢》谓："委而取之。"更以本穴在膝腘窝正中，
　　　　　　委曲之处，故名"委中"。

【标准定位】在膝后区，腘横纹中点。

【取穴技巧】俯卧或站立位，在腘窝横纹上，左右两条大筋（股二头
　　　　　　肌腱、半腱肌腱）的中间（相当于腘窝横纹中点处），
　　　　　　按压有动脉搏动感处，即为此穴。

【功效主治】近治作用：治疗下肢痿痹。
　　　　　　远治作用：治疗腰痛、半身不遂、腹痛、呕吐、腹泻、
　　　　　　小便不利、遗尿。
　　　　　　特殊作用：治疗中风昏迷、丹毒、瘾疹、皮肤瘙痒。

【常用配穴】可配肾俞、阳陵泉、腰阳关、志室、太溪治疗腰痛；可配
　　　　　　长强、次髎、上巨虚、承山治疗便血。

【针刺方法】直刺1~1.5寸，或点刺出血。

附分　BL41

【歌诀记忆】旁开三寸二棘突，拘急项强臂麻木。
　　　　　　出于天柱名附分，可灸直刺需适度。

【穴名深意】本经之气由大杼分布旁枝，而附分合于本经，分道并列，
　　　　　　而直下行也。观下文各穴名义自明，故名"附分"。

【标准定位】在脊柱区，第2胸椎棘突下，后正中线旁开3寸。

【取穴技巧】正坐低头或俯卧位，先确定大椎的位置，由大椎往下推 2 个椎骨（第 2 胸椎），从该椎体棘突下缘旁开四横指，按压有酸胀感处，即为此穴。

【功效主治】近治作用：治疗肩背拘急、项强。

远治作用：治疗肘臂麻木。

【常用配穴】可配大椎治疗项强。

【针刺方法】斜刺 0.5~0.8 寸，不宜直刺深刺。

魄户　BL42

【歌诀记忆】第三胸椎棘突下，魄户旁开三寸涯。

项强肺痨咳嗽喘，斜刺勿深病肩胛。

【穴名深意】本穴与肺俞平，肺藏魄也，故名"魄户"。

【标准定位】在脊柱区，第 3 胸椎棘突下，后正中线旁开 3 寸。

【取穴技巧】正坐低头或俯卧位，先确定大椎的位置，由大椎往下推 3 个椎骨（第 3 胸椎），从其棘突下缘旁开四横指，按压有酸胀感处，即为此穴。

【功效主治】近治作用：治疗咳嗽、气喘、肺结核、肩背痛。

【常用配穴】可配天突、膻中治疗咳喘。

【针刺方法】斜刺 0.5~0.8 寸，不宜直刺深刺。

☆膏肓　BL43

【歌诀记忆】一点五寸厥阴旁，膏肓一穴灸劳伤。

上气咳逆与梦遗，斜刺勿深狂惑忘。

【穴名深意】膏肓，指心下膈上之脂膜。本穴内与心膈间脂膜相应，邪正之气可由此出入转输，故名"膏肓"。

【标准定位】在脊柱区，第 4 胸椎棘突下，后正中线旁开 3 寸。

【取穴技巧】正坐低头或俯卧位，从两肩胛骨下角水平连线与脊柱相交所在的椎体（第 7 胸椎棘突）往上推 3 个椎骨（第 4 胸椎），再从其棘突下缘旁开四横指，按压有酸胀感处，即为此穴。

【功效主治】近治作用：治疗咳嗽、气喘、肺结核、肩胛背痛。
特殊作用：治疗盗汗、健忘、遗精、羸瘦、虚劳。

【常用配穴】可配尺泽、肺俞治疗喘咳；可配肺俞治疗久咳；可配肩井治疗肩背痛；可配百劳治疗虚劳。

【针刺方法】斜刺 0.5~0.8 寸，不宜直刺深刺。

神堂　BL44

【歌诀记忆】第五棘突心俞旁，正中旁开三寸量。
肩痛胸闷须斜刺，宽胸利气灸神堂。

【穴名深意】神，象征君主的阳气；堂，高大明敞的居室。穴名意指其犹如心君用事的明堂。神堂内平心俞，自应如天子布政之堂矣。

【标准定位】在脊柱区，第 5 胸椎棘突下，后正中线旁开 3 寸。

【取穴技巧】正坐低头或俯卧位，从第 7 胸椎棘突往上推 2 个椎骨（第 5 胸椎），再从其棘突下缘旁开四横指，按压有酸胀感处，即为此穴。

【功效主治】近治作用：治疗咳嗽、气喘、胸闷、背痛、心痛、心悸。

【常用配穴】可配膻中治疗胸闷。

【针刺方法】斜刺 0.5~0.8 寸，不宜直刺深刺。

譩譆　BL45

【歌诀记忆】咳嗽气喘与疟疾，胸腹胀闷兼气噎。

譩譆六椎旁三寸，肩背胁肋均痛急。

【穴名深意】本穴压之，令病人呼譩譆，故名"譩譆"。

【标准定位】在脊柱区，第 6 胸椎棘突下，后正中线旁开 3 寸。

【取穴技巧】正坐低头或俯卧位，从第 7 胸椎棘突往上推 1 个椎骨（第 6 胸椎），再从其棘突下缘旁开四横指，按压有酸胀感处，即为此穴。

【功效主治】近治作用：治疗咳嗽、气喘、肩背痛。

特殊作用：治疗疟疾、热病。

【常用配穴】可配大椎、肩外俞治疗肩背痛。

【针刺方法】斜刺 0.5~0.8 寸，不宜直刺深刺。

膈关　BL46

【歌诀记忆】降逆利气把胸宽，至阳三寸旁膈关。

恐伤胸膜斜刺入，腰背疼痛亦可欢。

【穴名深意】本穴内应膈肌，与膈俞平，为胸腹交关之隔界，故名"膈关"。

【标准定位】在脊柱区，第 7 胸椎棘突下，后正中线旁开 3 寸。

【取穴技巧】正坐或俯卧位，从第 7 胸椎棘突下缘旁开四横指，按压有酸胀感处，即为此穴。

【功效主治】近治作用：治疗嗳气、呕吐、食不下、胸闷、脊背强痛。

【常用配穴】可配内关治疗嗳气。

【针刺方法】斜刺 0.5~0.8 寸。

魂门 BL47

【歌诀记忆】第九胸椎旁三寸，肝俞之旁肝藏魂。

呕吐泄泻背胁痛，斜刺缓进食可存。

【穴名深意】本穴平肝俞，肝藏魂，因名"魂门"。

【标准定位】在脊柱区，第9胸椎棘突下，后正中线旁开3寸。

【取穴技巧】正坐或俯卧位，从第7胸椎棘突，往下推2个椎骨（第9胸椎），再从其棘突下缘旁开四横指，按压有酸胀感处，即为此穴。

【功效主治】近治作用：治疗胸胁胀痛、呕吐、背痛。

【常用配穴】可配阳陵泉、支沟治疗胸胁胀痛。

【针刺方法】斜刺0.5~0.8寸，不宜直刺深刺。

阳纲 BL48

【歌诀记忆】第十胸椎三寸旁，肝胆病变阳纲防。

腹痛腹胀泻黄疸，半寸斜刺食不佳。

【穴名深意】本穴与胆俞平，胆为中正之官，中正为阳道之纲纪，故名"阳纲"。

【标准定位】在脊柱区，第10胸椎棘突下，后正中线旁开3寸。

【取穴技巧】正坐或俯卧位，从第7胸椎棘突往下推3个椎骨（第10胸椎），再从其棘突下缘旁开四横指，按压有酸胀感处，即为此穴。

【功效主治】近治作用：治疗腹痛、黄疸、肠鸣、泄泻。

【常用配穴】可配气海治疗腹胀。

【针刺方法】斜刺0.5~0.8寸，不宜直刺深刺。

意舍 BL49

【歌诀记忆】脾俞之旁一寸五，脾虚诸证意舍补。

消渴黄疸及发热，斜刺可灸腹所主。

【穴名深意】本穴与脾俞平，脾藏意也，故名"意舍"。

【标准定位】在脊柱区，第11胸椎棘突下，后正中线旁开3寸。

【取穴技巧】正坐或俯卧位，从第7胸椎棘突往下推4个椎骨（第11
胸椎），再从其棘突下缘旁开四横指，按压有酸胀感处，
即为此穴。

【功效主治】近治作用：治疗腹胀、肠鸣、泄泻、呕吐、食不下。

【常用配穴】可配脾俞、胃俞治疗腹胀。

【针刺方法】斜刺0.5~0.8寸。

胃仓 BL50

【歌诀记忆】水肿疳积灸胃仓，十二胸椎下旁三。

饮食不下愁不欢，配伍斜刺针膈关。

【穴名深意】本穴与胃俞平，胃为仓廪之官，故名"胃仓"。

【标准定位】在脊柱区，第12胸椎棘突下，后正中线旁开3寸。

【取穴技巧】正坐或俯卧位。从第7胸椎棘突往下推5个椎骨（第12
胸椎），从该椎体棘突下缘旁开四横指，按压有酸胀感处，
即为此穴。

【功效主治】近治作用：治疗胃脘痛、腹胀、消化不良、背痛。

特殊作用：治疗水肿。

【常用配穴】可配足三里治疗胃痛。

【针刺方法】斜刺0.5~0.8寸。

肓门　BL51

【歌诀记忆】肓门膀胱二侧线，横平第一腰椎边。
　　　　　行滞散瘀疗产后，直刺进针小心抽。

【穴名深意】本穴与三焦俞平，连及内府脂膜。又本穴上有膏肓，下有
　　　　　胞肓，由脊背透连脐腹，与肾经之肓俞相应，犹上下前
　　　　　后诸肓穴之门户，故名"肓门"。意谓本穴连通广泛也。

【标准定位】在腰区，第1腰椎棘突下，后正中线旁开3寸。

【取穴技巧】正坐或俯卧位，两侧髂嵴最高点之连线与脊椎之交点（第
　　　　　4腰椎棘突），往上推3个椎体（第1腰椎），再从其棘
　　　　　突下缘旁开四横指，按压有酸胀感处，即为此穴。

【功效主治】近治作用：治疗腹痛、便秘、痞块。
　　　　　特殊作用：治疗乳疾、产后诸证。

【常用配穴】可配气海、天枢治疗便秘。

【针刺方法】斜刺0.5~0.8寸。

☆志室　BL52

【歌诀记忆】第二腰椎棘突齐，距中三寸志室离。
　　　　　补肾壮腰把水利，主治泌尿生殖疾。

【穴名深意】本穴与肾俞平，肾属水，水之精为志。《黄帝内经》云：
　　　　　"肾藏志。"故名"志室"。

【标准定位】在腰区，第2腰椎棘突下，后正中线旁开3寸。

【取穴技巧】正坐或俯卧位，从第4腰椎棘突往上推2个椎体（第2
　　　　　腰椎），再从其棘突下缘旁开四横指，按压有酸胀感处，
　　　　　即为此穴。

【功效主治】近治作用：治疗遗精、阳痿、阴痛、小便不利、腰脊强痛。
　　　　　特殊作用：治疗水肿。

【常用配穴】可配命门治疗遗精。

【针刺方法】直刺0.5~1寸。

胞肓　　BL53

【歌诀记忆】第二骶孔水平线，旁开三寸胞肓见。
癃闭腰痛腹肠鸣，直刺或灸可通便。

【穴名深意】胞，即胞宫；肓，即脂膜。本穴与膀胱俞平，胞宫位于
小肠、膀胱、直肠之间，四周包绕脂膜，故名"胞肓"。

【标准定位】在骶区，横平第2骶后孔，骶正中嵴旁开3寸。

【取穴技巧】俯卧位，与髂后上棘平齐，髂骨正中突起处是第1骶椎棘突，
往下循推1个椎体（第2骶椎棘突），再从其旁开四横指，
按压有酸胀感处，即为此穴。

【功效主治】近治作用：治疗腰痛、小便不利、阴肿、肠鸣、腹胀。

【常用配穴】可配委中治疗腰痛。

【针刺方法】直刺0.8~1.2寸。

☆秩边　　BL54

【歌诀记忆】三寸旁开骶裂孔，骶痛痿痹阴痛肿。
二便可利疗痔疾，直刺秩边皆可通。

【穴名深意】以上各穴秩序整齐。《诗经》云："左右秩秩。"本经诸穴，
形势秩秩。有与相同也。本穴当其边际，故名"秩边"。

【标准定位】在骶区，横平第4骶后孔，骶正中嵴旁开3寸。

【取穴技巧】俯卧位，先确定下髎，从下髎旁开四横指，按压有酸胀
感处，即为此穴。

【功效主治】近治作用：治疗腰腿痛、阴痛、痔疾、小便不利、便秘。
远治作用：治疗下肢痿痹。

【常用配穴】可配殷门、阳陵泉、委中治疗腰腿痛。

【针刺方法】直刺1.5~3寸。

合阳　BL55

【歌诀记忆】委中直下两寸长，强健腰腿针合阳。

　　　　　　阴阜肿痛肢痿酸，亦治崩漏名可扬。

【穴名深意】本穴在膝腘下，为足太阳两支线相合之处，故名"合阳"。

【标准定位】在小腿后区，腘横纹下2寸，腓肠肌内、外侧头之间。

【取穴技巧】俯卧或坐位，从腘横纹中点直下三横指，按压有凹陷处，

　　　　　　即为此穴。

【功效主治】近治作用：治疗下肢痿痹。

　　　　　　远治作用：治疗腰脊强痛、疝气、崩漏。

【常用配穴】可配腰阳关治疗腰痛。

【针刺方法】直刺1~1.5寸。

承筋　BL56

【歌诀记忆】腘横纹下五寸量，腓肌肌腹之中央。

　　　　　　霍乱转筋需直刺，承筋健腰也理肛。

【穴名深意】承，迎也，又佐也。本穴在腓肠肌之凸，为足太阳之经筋。

　　　　　　其别者，结于腨外。两者相合，故名"承筋"。

【标准定位】在小腿后区，腘横纹下5寸，腓肠肌两肌腹之间。

【取穴技巧】俯卧或坐位，小腿用力，在小腿后面可见一肌肉明显隆起

　　　　　　（腓肠肌），腓肠肌肌腹中央，按压有酸胀感处，即为此穴，

　　　　　　当合阳与承山连线的中点。

【功效主治】近治作用：治疗小腿转筋。

　　　　　　远治作用：治疗痔疾、腰背拘急。

【常用配穴】可配阳陵泉、足三里治疗下肢痿痹。

【针刺方法】直刺1~1.5寸。

☆承山　BL57

【歌诀记忆】提跟伸足看腿肚，承山位于人形处。
　　　　　痔疾脱肛及便秘，腰背腿痛皆可复。

【穴名深意】承，承受，奉承，承担；山，指躯体之高重。人身高大沉重如山，腓肠之分肉正可承受也，故名"承山"。

【标准定位】在小腿后区，腓肠肌两肌腹与肌腱交角处。

【取穴技巧】1.直立，伸直小腿或足跟上提时，腓肠肌肌腹下出现尖角凹陷中（腓肠肌内、外侧头分开的地方，呈"人"字形沟），即为此穴。

　　　　　2.俯卧位，取一标有二等分的弹性皮筋，将皮筋两端点分别与腘横纹中点、外踝尖对齐，在皮筋的中点，按压有凹陷处，即为此穴。

【功效主治】近治作用：治疗小腿转筋、拘急疼痛。

　　　　　远治作用：治疗腰背疼痛、痔疾、便秘、腹痛。

【常用配穴】可配环跳、阳陵泉治疗下肢痿痹；可配长强、百会、二白治疗痔疾。

【针刺方法】直刺1~2寸。

☆飞扬　BL58
络穴

【歌诀记忆】膀胱络穴号飞扬，昆仑直上七寸当。
　　　　　壮腰固肠又安神，目眩鼻衄皆可康。

【穴名深意】足太阳经脉由承山沿腓肠肌外侧头内缘而斜行至本穴，由阴分转阳分，大有飞扬之势。又人当捷步急行时，或跳跃蹲时，则此穴处绷起肉棱，以备发动弹力，亦飞扬之意也，故名"飞扬"。

【标准定位】在小腿后区，昆仑直上 7 寸，腓肠肌外下缘与跟腱移行处。

【取穴技巧】俯卧位，取一标有二等分的弹性皮筋，将皮筋两端点分别与腘窝横纹中点、外踝尖对齐，在皮筋的中点再往下方外侧一横指，按压有酸胀感处，即为此穴。

【功效主治】近治作用：治疗腰背痛、腿软无力。

远治作用：治疗头痛、目眩、鼻塞、鼻衄、痔瘘。

特殊作用：治疗癫狂。

【常用配穴】可配委中治疗腿痛。

【针刺方法】直刺 1~1.5 寸。

跗阳　BL59
阳跷郄穴

【歌诀记忆】舒筋止痛把腿强，头重头痛刺跗阳。

昆仑直上三寸取，踝部肿痛或生疮。

【穴名深意】本穴在足三阳交近处，依附阳经，故名"跗阳"。

【标准定位】在小腿后区，昆仑直上 3 寸，腓骨与跟腱之间。

【取穴技巧】侧坐或俯卧位，从小腿外侧下端高骨（足外踝）后方，平该高骨向上四横指，按压有酸胀感处，即为此穴。

【功效主治】近治作用：治疗下肢瘫痪、外踝红肿。

远治作用：治疗头重、头痛、腰骶痛。

【常用配穴】可配环跳、委中治疗下肢痿痹。

【针刺方法】直刺 0.8~1.2 寸。

☆昆仑　BL60
经穴

【歌诀记忆】昆仑平于外踝尖，连线中点腱后缘。

头项强痛腰背痛，经穴滞产与癫痫。

【穴名深意】足外踝突较其他踝突为高。古人眼界未宽，以昆仑山为最高山峰，故名"昆仑"。

【标准定位】在踝区，外踝尖与跟腱之间的凹陷中。

【取穴技巧】侧坐或仰卧位，在足外踝尖与脚腕后的大筋（跟腱）之间可触及一凹陷，按压有酸胀感处，即为此穴。

【功效主治】近治作用：治疗脚跟痛。

远治作用：治疗头痛、项强、目眩、鼻衄、疟疾、肩背拘急、腰痛。

特殊作用：治疗小儿痫证，难产。

【常用配穴】可配风池、天柱、肩中俞、后溪治疗项强；可配太溪、丘墟、三阴交治疗足跟痛。

【针刺方法】直刺 0.5~0.8 寸，孕妇禁用。

仆参　BL61

【歌诀记忆】昆仑之下仆参觅，跟骨外侧赤白际。
踝跟疼痛下肢软，晕厥癫狂癫痫疾。

【穴名深意】仆，指御者，仆从；参，参拜。穴在左右足跟外侧，在状如参拜时方可便于取穴，故名"仆参"。

【标准定位】在跟区，昆仑直下，跟骨外侧，赤白肉际处。

【取穴技巧】侧坐或俯卧位，先确定昆仑的位置，再从昆仑垂直向下一横指，按压有酸胀感处，即为此穴。

【功效主治】近治作用：治疗下肢痿痹、足跟痛。

远治作用：治疗腿痛转筋、腰痛。

特殊作用：治疗癫痫。

【常用配穴】可配太溪治疗足跟痛。

【针刺方法】直刺 0.3~0.5 寸。

☆ 申脉　BL62
八脉交会穴，通阳蹻脉

【歌诀记忆】申脉位于足外面，外踝直下之凹陷。

八脉交会通阳蹻，失眠腿痛癫狂痫。

【穴名深意】申，伸也。穴在外踝之下，展足则开，为足关节屈伸着

力之处，主治关节屈伸不利、筋脉拘挛诸病，故名"申脉"。

【标准定位】在踝区，外踝尖直下，外踝下缘与跟骨之间凹陷中。

【取穴技巧】侧坐或俯卧位，从足外踝尖垂直向下可触及一凹陷，按压

有酸胀感处，即为此穴。

【功效主治】远治作用：治疗头痛、失眠、眩晕、目赤痛、项强、腰痛。

特殊作用：治疗痫证、癫狂。

【常用配穴】可配肾俞、肝俞、百会治疗眩晕；可配后溪、前谷治疗

癫狂；可配金门、足三里治疗头痛目眩。

【针刺方法】直刺 0.3~0.5 寸。

金门　BL63
郄穴

【歌诀记忆】膀胱郄穴即金门，外踝前缘直下寻。

腰痛肢臂外踝痛，癫痫惊风形离魂。

【穴名深意】金，为肺金之气；门，出入通达之处，又为守护之意。穴

名意指息风利水之门户。

【标准定位】在足背，外踝前缘直下，第 5 跖骨粗隆后方，骰骨下缘

凹陷中。

【取穴技巧】侧坐或俯卧位，在申脉前下方，当足趾向上翘起时可见一

骨头凸起（骰骨），其下方可触及一凹陷，按压有酸胀感处，

即为此穴。

【功效主治】近治作用：治疗下肢痹痛、足踝肿痛。

　　　　　　远治作用：治疗头痛、腰痛。

　　　　　　特殊作用：治疗癫痫、小儿惊风。

【常用配穴】可配太阳、合谷治疗头痛；可配跗阳、委中、环跳等提高
痛阈、麻醉止痛。

【针刺方法】直刺 0.3~0.5 寸。

───────────── ☆京骨　BL64 ─────────────

原穴

【歌诀记忆】五跖粗隆前下处，京骨安神有建树。

　　　　　　膀胱原穴疗癫痫，直刺翳去把筋舒。

【穴名深意】京，巨也。此骨弓形而上凸，古称京骨。因本穴在京骨处，
故亦名本穴"京骨"。

【标准定位】在跖区，第 5 跖骨粗隆前下方，赤白肉际处。

【取穴技巧】侧坐或俯卧位，沿小趾后面的长骨往后推，可触摸到一
凸起（第 5 跖骨粗隆），其凸起下方掌背交界线（又称
赤白肉际处），按压可及一凹陷处，即为此穴。

【功效主治】远治作用：治疗头痛、目翳、项强、腰腿痛。

　　　　　　特殊作用：治疗癫痫。

【常用配穴】可配风池、天柱治疗头痛、项强。

【针刺方法】直刺 0.3~0.5 寸。

───────────── 束骨　BL65 ─────────────

输穴

【歌诀记忆】小趾本节后束骨，癫狂头痛把热除。

　　　　　　膀胱输穴可祛风，目眩项强下肢舒。

【穴名深意】束，聚也，又缚也，即约束也。足小趾本节，曰束骨。其骨并排疏散，可受拘束。因本穴位于束骨之侧，故亦名本穴"束骨"。

【标准定位】在跖区，第5跖趾关节的近端，赤白肉际处。

【取穴技巧】侧坐或仰卧位，在足小趾与足掌所构成的关节（第5跖趾关节）后方掌背交界线处可触及一凹陷，按压有酸胀感处，即为此穴。

【功效主治】远治作用：治疗头痛、目眩、项强、腰背痛、下肢后侧痛。
特殊作用：治疗癫狂痫。

【常用配穴】可配风池、百会、印堂、太冲治疗头痛；可配风池、天柱、后溪治疗项强；可配大肠俞、腰阳关、委中、昆仑治疗腰腿痛。

【针刺方法】直刺0.3~0.5寸。

足通谷　BL66
荥穴

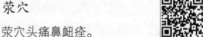

【歌诀记忆】通谷小趾本节前，荥穴头痛鼻衄痓。

【穴名深意】本穴通于足少阴之然谷，故名"足通谷"。

【标准定位】在跖区，第5跖趾关节的远端，赤白肉际处。

【取穴技巧】侧坐或仰卧位，在第5跖趾关节前方掌背交界线处可触及一凹陷，按压有酸胀感处，即为此穴。

【功效主治】远治作用：治疗头痛、项强、目眩、鼻衄。
特殊作用：治疗癫狂。

【常用配穴】可配大椎治疗项强。

【针刺方法】直刺0.2~0.3寸。

☆至阴　BL67
井穴

【歌诀记忆】小趾甲角外至阴，膀胱井穴头目清。

浅刺或点孕须禁，胎位不正灸之应。

【穴名深意】本经自申脉以下，有阳极反阴、动极生静之意，故以"至阴"二字名其末穴。即谓本经之气，由此复行于阴分也。

【标准定位】在足趾，小趾末节外侧，趾甲根角侧后方 0.1 寸（指寸）。

【取穴技巧】侧坐或仰卧位，在足小趾外侧，由足小趾的趾甲外侧缘与下缘各作一垂线之交点处，即为此穴。

【功效主治】远治作用：治疗头痛、目痛、鼻塞、鼻衄。

特殊作用：治疗胞衣不下、难产、胎位不正。

【常用配穴】可配太冲、百会治疗头痛。

【针刺方法】浅刺 0.1 寸，或点刺出血，孕妇禁刺，胎位不正用灸法。

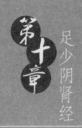
第一节　足少阴肾经经脉循行和主治

经脉循行	肾足少阴之脉，起于小指之下，邪走足心，出于然谷之下，循内踝之后，别入跟中，以上腨内，出腘内廉，上股内后廉，贯脊属肾，络膀胱。其直者，从肾上贯肝膈，入肺中，循喉咙，挟舌本。其支者，从肺出，络心，注胸中	
循行白话解	足少阴肾经起于足小趾之下，斜向足心，出于舟骨粗隆下，沿内踝后，进入足跟，再向上行于腿肚内侧，出腘窝内侧，向上行股内后缘，通向脊柱，属于肾，联络膀胱。 肾脏部直行的支脉：从肾上贯肝膈，入肺中，循着喉咙，上挟舌本。 肺部支脉：从肺出来，络心，注入胸中，与手厥阴心包经交接	
脏腑联络	属肾，络膀胱，并与心、肝、肺、喉咙、舌头有联系。	
经脉主治	泌尿系统、生殖系统疾患	小便不利，小便频数，遗精，阳痿，月经不调，痛经，带下病
	头面、咽喉、肺的疾患	头晕，头痛，咽喉肿痛，齿痛，耳鸣，耳聋，咯血，气喘
	经脉循行部位的疾患	腰痛

第二节　足少阴肾经腧穴

【歌诀记忆】足少阴穴二十七，涌泉然谷太溪溢。

大钟水泉通照海，复溜交信筑宾实。

阴谷膝内跗骨后，以上从足走至膝。

横骨大赫连气穴，四满中注肓俞脐。

商曲石关阴都蜜，通谷幽门寸半辟。

折量腹上分十一，步廊神封膺灵墟。

神藏彧中俞府毕。

☆ **涌泉** KI1
井穴

【歌诀记忆】肾井涌泉在足心，头痛晕厥小儿惊。

开窍宁神可泄热，二便不通亦可平。

【穴名深意】涌，涌出，上涌；泉，水从窟穴而出。经气如泉水之上涌，功能通调水道也。穴居足底，经气自下而上，正涌泉之象也，故名"涌泉"。

【标准定位】在足底，屈足卷趾时足心最凹陷中，约当足底第2、3趾蹼缘与足跟连线的前1/3与后2/3交点凹陷中。

【取穴技巧】仰卧位，卷足，足底前1/3处可见一凹陷，按压有酸胀感处，即为此穴。

【功效主治】近治作用：治疗足心热。

远治作用：治疗头痛、头晕、小便不利、便秘、咽喉肿痛、咳嗽、气喘、腰脊痛。

特殊作用：治疗发热、心烦、小儿惊风、癫证、昏厥、失眠。

【常用配穴】可配然谷治疗喉痹；可配阴陵泉治疗热病挟脐急痛、胸胁胀满；可配水沟、照海治疗癫痫；可配太冲、百会治疗头项强痛。

【针刺方法】直刺0.5~1寸。

☆然谷　KI2
荥穴

【歌诀记忆】舟骨粗隆前下凹，肾荥然谷调下焦。

益肾调经清湿热，小儿脐风亦可抛。

【穴名深意】然，指然骨。然骨，古解剖名。谷，山洼无水之地，又肌肉之结合处，即古之所谓"肉之大会"亦称为谷。穴在然骨下方有如山谷之凹陷处，故名。

【标准定位】在足内侧，足舟骨粗隆下方，赤白肉际处。

【取穴技巧】侧坐或仰卧位，先找到内踝前下方较明显之骨性标志（舟骨），在舟骨粗隆前下方可触及一凹陷，按压有酸胀感处，即为此穴。

【功效主治】近治作用：治疗下肢痿痹、足跗痛。

远治作用：治疗月经不调、带下病、阴挺阴痒、遗精、阳痿、小便不利、泄泻、胸胁胀痛、咯血、黄疸。

特殊作用：治疗小儿脐风、口噤不开。

【常用配穴】可配肾俞、太溪、关元、三阴交治疗月经不调；可配肾俞、志室、气海治疗遗精；可配中极、血海、三阴交治疗阴痒。

【针刺方法】直刺 0.5~1 寸。

☆太溪　KI3
输穴，原穴

【歌诀记忆】跟腱内踝尖凹陷，输原合一疗效显。

太溪阴虚五官病，泌尿生殖皆用验。

【穴名深意】太，大也；溪，指山间之流水。穴在内踝后跟骨上动脉凹陷处，为肾脉气血所注，穴处凹陷大如溪，故名"太溪"。

【标准定位】在踝区，内踝尖与跟腱之间的凹陷中。

【取穴技巧】侧坐或仰卧位，由足内踝尖向后推至与跟腱之间凹陷处（大约当内踝尖与跟腱间之中点），按压有酸胀感处，即为此穴。

【功效主治】近治作用：治疗下肢厥冷、内踝肿痛。

远治作用：治疗头痛目眩、咽喉肿痛、齿痛、耳聋、气喘、胸痛咯血、腰背痛、小便频数、月经不调、遗精、阳痿。

特殊作用：治疗失眠、健忘、消渴。

【常用配穴】可配然谷治疗热病烦心、四肢厥冷、多汗；可配肾俞治疗肾胀；可配支沟、然谷治疗心痛如锥刺。

【针刺方法】直刺0.5~1寸。

☆大钟　KI4
络穴

【歌诀记忆】内踝后下络大钟，跟腱附着前凹中。
痴呆嗜卧把喘定，二便不通腰背痛。

【穴名深意】大，小之对，又同太；钟，同踵。大钟，指穴为经气在踵部藏聚之处，而踵部足之大骨，又如酒钟和箍铃。穴当踝关节下方足跟部，下大上小，且摇摆善动，亦钟铃之象也。又为足少阴之大络，乃肾气之所钟也，故名"大钟"。

【标准定位】在跟区，内踝后下方，跟骨上缘，跟腱附着部前缘凹陷中。

【取穴技巧】侧坐或仰卧位，先确定太溪和水泉的位置，沿太溪与水泉连线中点向后推至跟腱前缘，可感有一凹陷处，即为此穴。

【功效主治】近治作用：治疗足跟痛。

远治作用：治疗腰脊强痛、气喘、咯血、月经不调、癃闭、遗尿、便秘。

特殊作用：治疗痴呆、嗜卧。

【常用配穴】可配行间治疗虚火上炎之易惊善怒；可配鱼际治疗虚火上炎之咽痛；可配太溪、神门治疗心肾不交之心悸、失眠。

【针刺方法】直刺 0.3~0.5 寸。

水泉　K15
郄穴

【歌诀记忆】跟骨结节内侧凹，太溪下一水泉找。
通便明目肾郄穴，子宫脱垂经不调。

【穴名深意】水，指水液，小便；泉，水从窟穴而出。水泉，病名。本穴能治小便淋沥之水泉病，亦象经气在此如泉水之外流，故名"水泉"。

【标准定位】在跟区，太溪直下 1 寸，跟骨结节内侧凹陷中。

【取穴技巧】侧坐或仰卧位，先确定太溪的位置，由太溪直下一横指，按压有酸胀感处，即为此穴。

【功效主治】远治作用：治疗月经不调、痛经、小便不利、阴挺、腹痛、头昏目花。

【常用配穴】可配气海、三阴交治疗月经不调、痛经；可配承山、昆仑治疗足跟痛。

【针刺方法】直刺 0.3~0.5 寸。

☆照海　K16
八脉交会穴，通阴跷脉

【歌诀记忆】内踝下缘凹陷中，阴虚咽干便不通。
阴跷交会可安眠，月事不调照海攻。

【穴名深意】江海为百谷之王，水泉虽迁，终归于海。所云"照"者，因肾为水火之脏，又云，水中有火，故名"照海"。

144

【标准定位】在踝区，内踝尖下1寸，内踝下缘边际凹陷中。

【取穴技巧】侧坐或仰卧位，由内踝尖垂直向下推，至其下缘凹陷处，按压有酸痛感，即为此穴。

【功效主治】远治作用：治疗目赤肿痛、咽干咽痛、小便不利、小便频数、月经不调、痛经、赤白带下、阴挺、疝气。

特殊作用：治疗痫证、失眠、阴虚便秘。

【常用配穴】可配列缺治疗咽喉肿痛；可配中极、三阴交治疗癃闭；可配肾俞、关元、三阴交治疗月经不调。

【针刺方法】直刺0.5~0.8寸。

☆复溜 KI7
经穴

【歌诀记忆】跟腱前缘取复溜，太溪直上两寸留。
肾经经穴治汗证，肢痹浮肿腹泻收。

【穴名深意】复，通伏；溜，通流、通留。复溜，指其功能通调水道，维护与恢复水液之正常流行。合照海之后，循经上腨内，复合其直流之正，故名"复溜"。

【标准定位】在小腿内侧，内踝尖上2寸，跟腱的前缘。

【取穴技巧】侧坐或仰卧位，先确定太溪的位置，由太溪直上三横指，跟腱前缘，按压有酸胀感处，即为此穴。

【功效主治】近治作用：治疗腿肿、下肢痿痹。

远治作用：治疗腹胀、肠鸣、泄泻、腰脊强痛。

特殊作用：治疗水肿、盗汗、身热无汗。

【常用配穴】可配后溪、阴郄治疗盗汗不止；可配中极、阴谷治疗癃闭。

【针刺方法】直刺0.5~1寸。

交信　K18
阴跷脉郄穴

【歌诀记忆】 内踝尖上两寸平，交信胫内后际行。

疝气痛引至股膝，癃闭泄泻月事灵。

【穴名深意】 本穴与复溜相并，俱承照海而来。海有潮汐，潮汐有信。其穴与三阴交相近，故名"交信"。

【标准定位】 在小腿内侧，内踝尖上2寸，胫骨内侧缘后际凹陷中。

【取穴技巧】 侧坐或仰卧位，先确定太溪的位置，由太溪向上三横指，再向前轻推至胫骨后缘有一凹陷处，按压有酸胀感处，即为此穴。

【功效主治】 远治作用：治疗膝、股、腘内廉痛，泄泻，便秘，月经不调，崩漏，阴挺，睾丸肿痛，阴痒，疝气痛引股膝。

【常用配穴】 可配百会、关元治疗子宫脱垂、崩漏；可配水道、地机治疗月经不调、赤白带下。

【针刺方法】 直刺0.5~1.5寸。

筑宾　K19
阴维脉郄穴

【歌诀记忆】 太溪阴谷连线找，溪上五寸筑宾晓。

小腿疼痛及疝气，癫痫吐舌安神好。

【穴名深意】 宾，通膑；筑，杵也，杵之使坚实也。人当腿部用力时，则本穴坚强突起，如有所筑者。本穴有利于膑，治腨痛、足痛，故名"筑宾"。

【标准定位】 在小腿内侧，太溪直上5寸，比目鱼肌与跟腱之间。

【取穴技巧】 侧坐或仰卧位，先确定太溪和阴谷的位置，由太溪沿太溪与阴谷连线向上三横指，再向上四横指，同时从胫骨向后二横指，二者相交处，按压有酸胀感处，即为此穴。

【功效主治】近治作用：治疗小腿内侧痛。

远治作用：治疗疝气、呕吐。

特殊作用：治疗癫狂、痫证。

【常用配穴】可配肾俞、关元治疗水肿；可配大敦、归来治疗疝气；可配承山、合阳、阳陵泉治疗小腿痿、痹、瘫；可配水沟、百会治疗癫、狂、痫证。

【针刺方法】直刺 1~1.5 寸。

阴谷 KI10
合穴

【歌诀记忆】屈膝腘窝内侧平，半腱半膜腱间行。

肾合阴谷疗股痛，益元壮肾癫狂灵。

【穴名深意】本穴在膝腘阴侧稍下凹僻中，故名"阴谷"。

【标准定位】在膝后区，腘横纹上，半腱肌腱外侧缘。

【取穴技巧】侧坐或仰卧位，在舟骨粗隆前下方可触及一凹陷，按压有酸胀感处，即为此穴。

【功效主治】近治作用：治疗膝股内侧痛。

远治作用：治疗阳痿，疝气，月经不调，崩漏，小便不利，少腹、前阴、膝股引痛。

特殊作用：治疗癫狂。

【常用配穴】可配肾俞、关元治疗阳痿、小便难；可配曲池、血海、曲骨治疗阴痛、阴痒。

【针刺方法】直刺 1~1.5 寸。

横骨　KI11

【歌诀记忆】脐中直下五寸来，横骨正中半寸开。

　　　　　　少腹胀痛小便难，疝气遗精阳痿抬。

【穴名深意】本穴位于横骨，故名"横骨"。

【标准定位】在下腹部，脐中下5寸，前正中线旁开0.5寸。

【取穴技巧】沿骨盆上口边缘向正中摸，至耻骨联合上缘与前正中线交点，旁开半横指，按压有酸胀感处，即为此穴。

【功效主治】近治作用：治疗少腹胀痛、遗精、阳痿、疝气、遗尿、小便不利。

【常用配穴】可配中极、三阴交治疗癃闭；可配关元、肾俞、志室、大赫治疗阳痿、遗精、崩漏、月经不调。

【针刺方法】直刺1~1.5寸。

☆大赫　KI12

【歌诀记忆】横骨直上一寸平，大赫可治病遗精。

　　　　　　阳痿下缩茎中痛，妇女赤带亦能清。

【穴名深意】大，盛大；赫，显赫。穴名意指穴当下焦元气显赫盛大之处。

【标准定位】在下腹部，脐中下4寸，前正中线旁开0.5寸。

【取穴技巧】先确定横骨的位置，由横骨直上一横指，按压有酸胀感处，即为此穴。

【功效主治】近治作用：治疗遗精、阴囊挛缩、带下病、月经不调、痛经、阴挺、泄泻。

【常用配穴】可配然谷治疗遗精。

【针刺方法】直刺1~1.5寸。

气穴　KI13

【歌诀记忆】脐下三寸关元侧，气虚经乱气穴克。
　　　　　亦治腹痛引腰脊，不孕带下小便涩。

【穴名深意】本穴与关元平，关元为元气交关之处，本穴与之挨近，功能亦与略同。养生家凝神入气穴，即在于此，故名"气穴"。

【标准定位】在下腹部，脐中下 3 寸，前正中线旁开 0.5 寸。

【取穴技巧】从肚脐向下四横指，再自前正中线旁开半横指，按压有酸胀感处，即为此穴。

【功效主治】近治作用：治疗月经不调、带下病、不孕、小便不利、泄泻、腹痛引腰脊。

【常用配穴】可配天枢、大肠俞治疗消化不良；可配中极、阴陵泉、膀胱俞治疗五淋、小便不利；可配气海、三阴交、肾俞、血海治疗月经不调、血带、宫冷不孕、先兆流产、阳痿、不育。

【针刺方法】直刺 1~1.5 寸。

四满　KI14

【歌诀记忆】四满利水能通经，取法如上无他异。
　　　　　直刺消瘀可疗癥，不孕男遗及疝气。

【穴名深意】其处为大小肠、膀胱、精室之夹隙，受四者严密包壅，故名"四满"。

【标准定位】在下腹部，脐中下 2 寸，前正中线旁开 0.5 寸。

【取穴技巧】从肚脐向下三横指，再自前正中线旁开半横指，按压有酸胀感处，即为此穴。

【功效主治】近治作用：治疗月经不调、带下病、遗尿、遗精、疝气、腹痛、便秘、泄泻、积聚、水肿。

【常用配穴】可配气海、三阴交、大敦、归来治疗疝气、睾丸肿痛；可配气海、三阴交、肾俞、血海治疗月经不调、带下病、遗精等。

【针刺方法】直刺 1~1.5 寸。

中注　KI15

【歌诀记忆】脐下一寸阴交旁，经病便秘帮大忙。
　　　　　直刺可灸疗腹痛，通腑泻热除坠强。

【穴名深意】本穴与任脉之阴交及足阳明之外陵相平，内应胞宫、精室，为肾水精气之集中，而肾之精气，藉本穴以达胞中，故名"中注"。

【标准定位】在下腹部，脐中下 1 寸，前正中线旁开 0.5 寸。

【取穴技巧】仰卧位，从肚脐向下一横指，再自前正中线旁开半横指，按压有酸胀感处，即为此穴。

【功效主治】近治作用：治疗腹痛、便秘、泄泻、月经不调。

【常用配穴】可配肾俞、委中、气海俞治疗腰背痛；可配血海、肾俞、太冲、三阴交、阴交、中极治疗妇科病、月经不调、卵巢炎、睾丸炎、附件炎。

【针刺方法】直刺 1~1.5 寸。

肓俞　KI16

【歌诀记忆】神阙之旁零点五，肓俞温中治呕吐。
　　　　　脘腹冷痛与便秘，理气和胃无所苦。

【穴名深意】肓，指肓膜。穴在脐旁，当大腹与少腹间，内应肓膜，故名"肓俞"。

【标准定位】在腹部，脐中旁开 0.5 寸。

【取穴技巧】自肚脐旁开半横指，在腹直肌内缘处，按压有酸胀感处，即为此穴。

【功效主治】近治作用：治疗腹痛、腹胀、呕吐、便秘、泄泻。

【常用配穴】可配天枢、足三里、大肠俞治疗便秘、泄泻、痢疾；可配中脘、足三里、内庭、天枢治疗胃痛、腹痛、疝痛、排尿、尿道涩痛等证。

【针刺方法】直刺 1~1.5 寸。

商曲　KI17

【歌诀记忆】脐上二寸下脘旁，商曲调胃也理肠。
　　　　　脘腹疼痛脉来迟，积聚可散调便良。

【穴名深意】商，五音，属金，属肺；又是从外知内、下降与度量的意思；曲，深隐盘屈之象。穴名意指肺商之气下络大肠还循胃口，与食物由此下降进入肠曲；以及胃肠盘曲之象，均可由此度量而得知也。

【标准定位】在上腹部，脐中上 2 寸，前正中线旁开 0.5 寸。

【取穴技巧】先从肚脐向上三横指，再自前正中线旁开半横指，按压有酸胀感处，即为此穴。

【功效主治】近治作用：治疗腹痛、便秘、泄泻、积聚。

【常用配穴】可配中脘、足三里治疗胃痛、腹痛；可配支沟治疗便秘。

【针刺方法】直刺 1~1.5 寸。

石关　KI18

【歌诀记忆】脐上三寸察石关，腹痛肠结通便欢。

可灸可针宜直刺，多唾嗳气亦可缓。

【穴名深意】本穴平于任脉之建里及足阳明之关门。其所应证，多为坚满充实之证，如大便不通、心下硬满、哕噫、腹、气淋小便黄、脏有恶血、血上冲，多属肝脾范畴之郁结证。石，犹病之坚；关，喻治之通也，故名"石关"。

【标准定位】在上腹部，脐中上 3 寸，前正中线旁开 0.5 寸。

【取穴技巧】先从肚脐向上四横指，再自前正中线旁开半横指，按压有酸胀感处，即为此穴。

【功效主治】近治作用：治疗腹痛、嗳气、呕吐、便秘。

特殊作用：治疗不孕。

【常用配穴】可配中脘、内关治疗胃痛、呕吐、腹胀；可配三阴交、阴交、肾俞治疗先兆流产和不孕。

【针刺方法】直刺 1~1.5 寸。

阴都　KI19

【歌诀记忆】脐上四寸中脘旁，功同石关能理肠。

不孕疟疾刺阴都，心下烦满热可扬。

【穴名深意】阴，指水谷之气与阴经；都，都会，储积，又是池的意思。穴名意指穴处为地气之所聚亦为阴经之所会也。

【标准定位】在上腹部，脐中上 4 寸，前正中线旁开 0.5 寸。

【取穴技巧】先取胸剑联合正中点与肚脐连线的中点，再自前正中线旁开半横指，按压有酸胀感处，即为此穴。

【功效主治】近治作用：治疗肠鸣、腹痛、腹泻、便秘。

特殊作用：治疗月经不调、不孕。

【常用配穴】可配巨阙治疗心中烦满；可配三阴交、血海治疗闭经；可配中脘、天枢、足三里、四缝治疗纳呆及小儿疳积。

【针刺方法】直刺 1~1.5 寸。

腹通谷　KI20

【歌诀记忆】脐上五寸上脘腹，宽胸和胃腹通谷。
　　　　　胸痛心痛和心悸，腹中积聚与呕吐。

【穴名深意】水谷由食道下行入胃，化气之后，脾气散精，如行幽谷
　　　　　之中也。本穴治证，关于脾胃者居多，且能上通下达，
　　　　　故名"腹通谷"。

【标准定位】在上腹部，脐中上 5 寸，前正中线旁开 0.5 寸。

【取穴技巧】先从胸剑联合中点直下四横指，再自前正中线旁开半横
　　　　　指，按压有酸胀感处，即为此穴。

【功效主治】近治作用：治疗腹胀、腹痛、呕吐、心痛、心悸。

【常用配穴】可配内关、中脘治疗胃气逆；可配申脉、照海治疗癫痫、
　　　　　惊悸；可配上脘、足三里治疗纳呆。

【针刺方法】直刺 0.5~1 寸。

幽门　KI21

【歌诀记忆】脐上六寸巨阙对，浅刺幽门把腹慰。
　　　　　腹痛呃逆与泄泻，止痛降逆也和胃。

【穴名深意】幽，幽深，隐藏，又指地气；门，出入通达之处。穴名意
　　　　　指穴处犹如胃气之门户及足少阴经气深藏与出入之处也。

【标准定位】在上腹部，脐中上 6 寸，前正中线旁开 0.5 寸。

【取穴技巧】先从胸剑联合中点直下三横指，再自前正中线旁开半横
　　　　　指，按压有酸胀感处，即为此穴。

【功效主治】近治作用：治疗腹胀、腹痛、呃逆、呕吐、泄泻。

【常用配穴】可配内关治疗胃痛。

【针刺方法】直刺 0.5~1 寸，不可深刺，以免伤及肝脏。

步廊　KI22

【歌诀记忆】五肋间隙中庭旁，二寸量取定步廊。
　　　　　　咳嗽气喘胸胁满，斜刺平刺效专长。

【穴名深意】步，度量也；廊，侧屋也。本穴在膈上，与任脉之中庭
　　　　　　平。本经左右两线夹任脉，沿胸骨两侧，各肋骨歧间，
　　　　　　均有穴位，犹中庭两侧房廊相对也。胸骨两侧，本经各穴，
　　　　　　排列匀整，如有尺度，故名"步廊"。

【标准定位】在胸部，第5肋间隙，前正中线旁开2寸。

【取穴技巧】自乳头向下摸1个肋间隙（第5肋间隙），在该肋间隙中，
　　　　　　由前正中线旁开三横指，按压有酸胀感处，即为此穴。

【功效主治】近治作用：治疗胸痛、咳嗽、气喘、胸胁胀满、呕吐、乳痈。

【常用配穴】可配定喘、列缺治疗外感和内伤咳喘；可配心俞、内关
　　　　　　治疗胸痹、心悸怔忡。

【针刺方法】斜刺或平刺0.5~0.8寸，不可深刺，以免伤及内脏。

神封　KI23

【歌诀记忆】四肋间隙傍膻中，通乳疗痈是神封。
　　　　　　斜刺平刺且须浅，止呕利气并开胸。

【穴名深意】封，阜也，又闭而藏之也，又界也。国界曰封疆，地界
　　　　　　曰封堆。本穴与任脉之膻中平。膻中为心主之官城，横
　　　　　　膈以上为胸腔，胸腔最喜空旷，神之居也，神无形质，
　　　　　　故喜居清虚境界，故名"神封"。

【标准定位】在胸部，第4肋间隙，前正中线旁开2寸。

【取穴技巧】在平乳头的肋间隙（第4肋间隙）中，由前正中线旁开
　　　　　　三横指，按压有酸胀感处，即为此穴。

【功效主治】近治作用：治疗咳嗽、气喘、胸胁胀满、呕吐、食欲不振、乳痈。

【常用配穴】可配阳陵泉、支沟治疗胸胁胀痛。

【针刺方法】斜刺或平刺 0.5~0.8 寸。

灵墟　KI24

【歌诀记忆】三肋间隙两寸开，功同神封灵墟来。
斜刺平刺均须浅，降逆行气乳痈败。

【穴名深意】穴与玉堂平。玉堂，神之居也，心藏神，故名之以"灵"。
穴在胸膺坟起处，为神灵之居也。故名"灵墟"。

【标准定位】在胸部，第 3 肋间隙，前正中线旁开 2 寸。

【取穴技巧】自乳头垂直向上摸 1 个肋间隙（第 3 肋间隙），在该肋
间隙中，由前正中线旁开三横指，按压有酸胀感处，即
为此穴。

【功效主治】近治作用：治疗咳嗽、气喘、胸胁胀痛、呕吐、乳痈。

【常用配穴】可配足三里、中脘、内关治疗呕吐、纳呆；可配神门、
神藏治疗失眠健忘。

【针刺方法】斜刺或平刺 0.5~0.8 寸。

神藏　KI25

【歌诀记忆】二肋间隙紫宫旁，两寸旁开是神藏。
平刺斜刺皆宜浅，咳喘胸满食不良。

【穴名深意】本穴在紫宫之侧，灵墟之上，犹神灵内守，得其安居也，
故名"神藏"。

【标准定位】在胸部，第 2 肋间隙，前正中线旁开 2 寸。

【取穴技巧】自乳头垂直向上摸 2 个肋间隙（第 2 肋间隙），在该肋间隙中，前正中线旁开三横指，按压有酸胀感处，即为此穴。

【功效主治】近治作用：治疗咳嗽、气喘、胸痛、烦满、呕吐、食欲不振。

【常用配穴】可配天突、内关、太冲治疗梅核气；可配心俞、玉堂治疗胸痹、噎膈、冠状动脉粥样硬化性心脏病、心肌梗死。

【针刺方法】斜刺或平刺 0.5~0.8 寸。

彧中　KI26

【歌诀记忆】一肋间隙有彧中，止咳平喘祛痰壅。
　　　　　　针刺方法同神封，不食亦可舒肋胸。

【穴名深意】彧，繁华茂盛也。本穴平任脉之华盖，且居神藏之上。神明内藏，彧乎其中矣，故名"彧中"。

【标准定位】在胸部，第 1 肋间隙，前正中线旁开 2 寸。

【取穴技巧】仰卧位，自乳头垂直向上摸 3 个肋间隙（第 1 肋间隙），在该肋间隙中，前正中线旁开三横指，按压有酸胀感处，即为此穴。

【功效主治】近治作用：治疗咳嗽、气喘、痰多、胸胁胀满。

【常用配穴】可配风门、肺俞治疗外邪袭肺；可配天突、间使、华盖治疗咽喉肿痛。

【针刺方法】斜刺或平刺 0.5~0.8 寸。

俞府　KI27

【歌诀记忆】俞府在锁骨下缘，任脉旁开两寸边。
　　　　　　须斜须平忌深刺，喘咳胸痛吐逆验。

【穴名深意】俞，俞穴，转输；府，首府，府第。穴名意指其为诸俞之首府与经气由此入喉也。

【标准定位】在胸部，锁骨下缘，前正中线旁开 2 寸。

【取穴技巧】在锁骨下可触及一凹陷，在该凹陷中，前正中线旁开三横指，按压有酸胀感处，即为此穴。

【功效主治】近治作用：治疗咳嗽、气喘、胸痛、呕吐。

【常用配穴】可配天突、肺俞、鱼际治疗咳嗽、咽痛；可配足三里、合谷治疗胃气上逆之呕吐、呃逆。

【针刺方法】斜刺或平刺 0.5~0.8 寸。

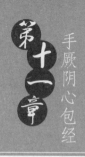

第一节 手厥阴心包经经脉循行和主治

经脉循行	心主手厥阴心包络之脉，起于胸中，出属心包，下膈，历络三焦。 其支者，循胸出胁，下腋三寸，上抵腋下，循臑内，行太阴、少阴之间，入肘中，下臂，行两筋之间，入掌中，循中指，出其端。 其支者，别掌中，循小指次指出其端
循行白话解	手厥阴心包经起于胸中，出属心包络，向下通过横膈，从胸至腹依次联络上、中、下三焦。 胸部支脉：沿着胸中，出于胁部，至腋下3寸处，上行抵腋窝中，沿上臂内侧，行于手太阴和手少阴之间，进入肘窝中，向下行于前臂的两筋（桡侧腕屈肌腱与掌长肌腱）之间，进入掌中，沿着中指到指端。 掌中支脉：从劳宫分出，沿环指到指端，与手少阳三焦经相接
脏腑联络	属心包，络三焦
经脉主治	心血管病 心悸，胸痹，胸闷等 神志、精神病 失眠，健忘，多梦，痴呆等 消化系统疾患 胃脘痛，纳呆，呕吐，腹痛等 经脉循行部位的疾患 胸胁胀痛，上肢内侧中间疼痛

第二节 手厥阴心包经腧穴

【歌诀记忆】九穴心包手厥阴，天池天泉曲泽深。

郄门间使内关对，大陵劳宫中冲侵。

☆ 天池　PC1

【歌诀记忆】四肋间隙乳外一，天池平喘又理气。
斜刺平刺半寸入，软坚散结治瘰疬。

【穴名深意】上为天，以其位于人之上半身，又为手厥阴之首穴，故以天名，穴近乳房，乳房为储藏乳汁之所，故喻之为"池"，故名"天池"。

【标准定位】在胸部，第4肋间隙，前正中线旁开5寸。

【取穴技巧】自乳头沿水平向外侧旁开一横指，按压有酸胀感处，即为此穴。

【功效主治】近治作用：治疗咳嗽、痰多、气喘、心烦、胸闷、胸痛、腋下肿、胁肋疼痛、乳痈。
特殊作用：治疗瘰疬。

【常用配穴】可配列缺、丰隆治疗咳嗽；可配内关治疗心痛；可配支沟治疗胁肋疼痛。

【针刺方法】沿肋骨斜刺或平刺0.5~0.8寸，不可深刺，以免伤及肺脏。

天泉　PC2

【歌诀记忆】腋前纹头两寸低，伸臂仰掌天泉知。
肱二头肌两头中，通脉理气功开胸。

【穴名深意】天，指人之上半身。泉，水泉。天泉，星名，又古地名。指经气自上而下，如泉水之来自天上也，故名。

【标准定位】在臂前区，腋前纹头下2寸，肱二头肌的长、短头之间。

【取穴技巧】坐位，伸肘仰掌，从腋前纹头直下三横指，在肱二头肌肌腹（屈肘，手臂内侧可见一凸起）间隙中，按压有酸胀感处，即为此穴。

【功效主治】近治作用：治疗臂痛。

　　　　　远治作用：治疗心痛、咳嗽、胸胁胀痛。

【常用配穴】可配内关、通里治疗心痛、心悸；可配肺俞、支沟治疗咳嗽、胸胁胀痛；可配侠白、曲池、外关治疗上肢痿、痹、瘫、痛。

【针刺方法】直刺 1~1.5 寸。

☆ 曲泽　PC3
合穴

【歌诀记忆】肘横纹上寻曲泽，肱二头肌腱尺侧。

　　　　　肘痛善惊心绞痛，合穴疗吐血高热。

【穴名深意】穴在曲肘横纹正中凹陷处，因平于曲池及尺泽，故名"曲泽"。

【标准定位】在肘前区，肘横纹上，肱二头肌腱的尺侧缘凹陷中。

【取穴技巧】坐位，伸肘仰掌，肘部稍弯曲，在肘弯里可摸到一条大筋（肱二头肌腱），在其内侧（尺侧）肘弯横纹上可触及一凹陷，按压有酸胀感处，即为此穴。

【功效主治】近治作用：治疗肘臂挛痛。

　　　　　远治作用：治疗心痛、心悸、善惊、胃痛、吐血、呕吐。

　　　　　特殊作用：治疗热病、口干、中暑。

【常用配穴】可配内关、大陵治疗心胸痛；可配神门、鱼际治疗呕血；可配委中、曲池治疗高热中暑；可配内关、中脘、足三里治疗呕吐、胃痛。

【针刺方法】直刺 1~1.5 寸，或用刺血。

☆ 郄门 PC4
郄穴

【歌诀记忆】腕纹上端五寸量，曲泽大陵连线上。
　　　　　厥阴郄穴为郄门，宁心止血疗痔疮。

【穴名深意】郄，孔隙；门，门户。本穴为手厥阴之郄穴，穴在前膊两筋间，掌后去腕5寸处，两筋夹隙中。其穴位于两筋相间分肉相对之处，如门状，故名"郄门"。

【标准定位】在前臂前区，腕掌侧远端横纹上5寸，掌长肌腱与桡侧腕屈肌腱之间。

【取穴技巧】坐位，伸肘仰掌，微屈腕握拳，从腕横纹向上三横指，掌长肌腱与桡侧腕屈肌腱（手臂内侧可触摸到两条索状筋，握拳用力屈腕时明显可见）之间是内关，再向上四横指处，即为此穴。

【功效主治】远治作用：治疗心痛、心悸、胸痛、呕血、咯血。
　　　　　特殊作用：治疗癫痫。

【常用配穴】可配心俞、膻中治疗风湿性心脏病；可配心俞、大椎治疗心肌炎；可配内关、膈俞治疗心胸痛；可配曲池、三阳络治疗咯血；可配尺泽、肺俞治疗咯血；可配神门、心俞治疗心悸、心绞痛；可配膈俞治疗膈肌痉挛。

【针刺方法】直刺0.5~1寸。

☆ 间使 PC5
经穴

【歌诀记忆】腕纹上端寸数三，心包经穴间使参。
　　　　　心悸呕吐癫狂痫，安神和胃也祛痰。

【穴名深意】间，指间隙；使，指信使。此穴在两筋之间，有传递经气的作用，故名"间使"。

【标准定位】在前臂前区，腕掌侧远端横纹上3寸，掌长肌腱与桡侧腕屈肌腱之间。

【取穴技巧】坐位，伸臂仰掌，微屈腕握拳，从腕横纹向上四横指，在掌长肌腱和桡侧腕屈肌腱之间的凹陷中，按压有酸胀感处，即为此穴。

【功效主治】近治作用：治疗臂痛。

远治作用：治疗心痛、心悸、胃痛。

特殊作用：治疗热病、疟疾、癫狂痫。

【常用配穴】可配大陵、曲泽治疗心肌炎；可配支沟治疗癫狂；可配水沟治疗失音；可配大杼治疗疟疾；可配心俞治疗心悸；可配三阴交治疗月经不调、闭经。

【针刺方法】直刺0.5~1寸。

☆内关　PC6

络穴，八脉交会穴，通阴维脉

【歌诀记忆】纹上二寸取内关，络穴止痛心亦安。

失眠呕吐及呃逆，癫狂痫病手筋转。

【穴名深意】穴属心包络而通阴维，擅治胸心胃，经手臂内侧而当关脉之旁，故名"内关"。

【标准定位】在前臂前区，腕掌侧远端横纹上2寸，掌长肌腱与桡侧腕屈肌腱之间。

【取穴技巧】坐位，伸臂仰掌，微屈腕握拳，从腕横纹向上三横指，在掌长肌腱与桡侧腕屈肌腱之间的凹陷中，按压有酸胀感处，即为此穴。

【功效主治】近治作用：治疗肘臂挛痛、上肢痹痛、偏瘫。

远治作用：治疗心痛、心悸、胸闷、胸痛、胃痛、呕吐、呃逆。

特殊作用：治疗癫狂痫、热病、失眠、眩晕、偏头痛。

【常用配穴】可配公孙治疗肚痛；可配膈俞治疗胸满支肿；可配中脘、足三里治疗胃脘痛、呕吐、呃逆；可配外关、曲池治疗上肢不遂、手震颤；可配患侧悬厘治疗偏头痛；可配建里除胸闷。

【针刺方法】直刺 0.5~1 寸。

☆**大陵** PC7
输穴，原穴

【歌诀记忆】腕纹中央取大陵，输原合一疗心病。
亦治肋间神经痛，胃逆癔症亦可平。

【穴名深意】高处称陵，本穴在腕骨隆起处的后方，故名"大陵"。

【标准定位】在腕前区，腕掌侧远端横纹中，掌长肌腱与桡侧腕屈肌腱之间。

【取穴技巧】坐位，伸肘仰掌，微屈腕握拳，在掌后第一横纹上，在掌长肌腱与桡侧腕屈肌腱之间底凹陷中（相当于腕掌横纹的中点处），按压有酸胀感处，即为此穴。

【功效主治】近治作用：治疗腕关节疼痛。
远治作用：治疗心痛、心悸、胃痛、呕吐、胸胁胀痛、手臂痛。
特殊作用：治疗癫狂、疮疡。

【常用配穴】可配神门、列缺治疗腕下垂；配心俞、膈俞治疗心血瘀阻之心悸；配丰隆、太冲治疗气郁痰结型之癫狂。

【针刺方法】直刺 0.3~0.5 寸。

☆**劳宫** PC8
荥穴

【歌诀记忆】屈指握拳取劳宫，荥穴中指对掌中。
心火上炎口中燥，癫狂吐血心绞痛。

【穴名深意】劳，操作也；宫、中室也。手任劳作，穴在掌心，故名"劳宫"。

【标准定位】在掌区，横平第3掌指关节近端，第2、3掌骨之间偏于第3掌骨。

【取穴技巧】坐位，握拳屈指时，中指尖点到处，第3掌骨桡侧，按压有酸痛感处，即为此穴。

【功效主治】近治作用：治疗鹅掌风。

远治作用：治疗口渴、口疮、口臭、心痛、烦满、呕吐、吐血。

特殊作用：治疗癫狂痫。

【常用配穴】可配水沟、十宣、曲泽、委中治疗中暑昏迷；可配金津、玉液、内庭治疗口疮、口臭。

【针刺方法】直刺0.3~0.5寸。

☆中冲 PC9
井穴

【歌诀记忆】中冲能止夜儿号，中指尖端井穴标，
心中烦满舌肿痛，热病中风俱易消。

【穴名深意】本经之气，中道而行，直达手中指之端，故名"中冲"。

【标准定位】在手指，中指末端最高点。

【取穴技巧】坐位，俯掌，在手中指尖端的中央处，即为此穴。

【功效主治】远治作用：治疗心痛、心烦。

特殊作用：治疗中风昏迷、舌强不语、热病、小儿夜啼、中暑、昏厥。

【常用配穴】可配内关、水沟治疗小儿惊风、中暑、中风昏迷等；可配金津、玉液、廉泉治疗舌强不语、舌强肿痛；可配商阳治疗耳聋。

【针刺方法】浅刺0.1寸，或点刺出血。

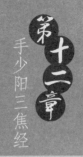

第一节　手少阳三焦经经脉循行和主治

经脉循行	三焦手少阳之脉，起于小指次指之端，上出两指之间，循手表腕，出臂外两骨之间，上贯肘，循臑外上肩，而交出足少阳之后，入缺盆，布膻中，散络心包，下膈，遍属三焦。 其支者，从膻中，上出缺盆，上项，系耳后，直上出耳上角，以屈下颊至𩑢。 其支者，从耳后入耳中，出走耳前，过客主人，前交颊，至目锐眦
循行白话解	手少阳三焦经起于环指末端，上行于小指与环指之间，沿着手背，出于前臂外侧尺骨和桡骨之间，向上通过肘尖，沿上臂外侧，上达肩部，与足少阳经相交之后，向上进入缺盆，分布于胸中，散络于心包，向下通过横膈，从胸至腹属上、中、下三焦。 胸中支脉：从胸向上，出于缺盆部，上走颈旁，连系耳后，沿耳后直上，出于耳部上行额角，再屈曲而下行至面颊部，到达眼下部。 耳部支脉：从耳后进入耳中，出走耳前，与前脉交叉于面颊部，到达目外眦，与足少阳胆经相接
脏腑联络	属三焦，络心包，与耳、目有联系
经脉主治	头面五官病	偏头痛，耳聋，耳鸣，目赤肿痛，咽喉肿痛等
	热病	发热，疟疾，黄疸
	经脉循行部位的疾患	上肢外侧中间疼痛等

第二节　手少阳三焦经腧穴

【歌诀记忆】二十三穴手少阳，关冲液门中渚旁。

　　　　　　阳池外关支沟正，会宗三阳四渎长。

天井清冷渊消泺，臑会肩髎天髎堂。

天牖翳风瘛脉青，颅息角孙丝竹张。

和髎耳门听有常。

☆关冲　TE1
井穴

【歌诀记忆】关冲环指甲尺侧，聪耳明目并清热。

三焦井穴能救急，头痛目翳并口渴。

【穴名深意】关，指关口，出入之要道；冲，含动、通之意。本穴为手少阳三焦经的井穴，经气由此而出，同时在少冲、中冲之间，故名"关冲"。

【标准定位】在手指，第4指末节尺侧，指甲根角侧上方0.1寸（指寸）。

【取穴技巧】坐位，仰掌虚握拳，沿手环指指甲底部与环指尺侧缘引线的交点处，即为此穴。

【功效主治】远治作用：治疗头痛、目赤、耳聋、舌强、喉痹、咽喉肿痛。

特殊作用：治疗热病、昏厥、中暑。

【常用配穴】可配少商、少泽治疗咽喉肿痛；可配人中、劳宫治疗中暑；可配风池、商阳治疗热病无汗。

【针刺方法】浅刺0.1寸，或点刺出血。

液门　TE2
荥穴

【歌诀记忆】四五指间赤白际，液门可疗咽喉病。

三焦荥穴治耳病，手臂红肿出血灵。

【穴名深意】脾生津液，有刺本穴，而津液立生者，故名"液门"。

【标准定位】在手背，第4、5指间，指蹼缘上方赤白肉际凹陷中。

【取穴技巧】坐位，抬臂俯掌，在手背部第4、5指指缝间掌指关节前可触及一凹陷，用力按压有酸胀感处，即为此穴。

【功效主治】近治作用：治疗手臂痛。

远治作用：治疗头痛、目赤、耳聋、耳鸣、喉痹。

特殊作用：治疗疟疾。

【常用配穴】可配中渚、阳池治疗手背痛；可配少商、鱼际治疗喉痹；可配外关、听宫治疗耳鸣、偏头痛。

【针刺方法】直刺0.3~0.5寸。

☆中渚　TE3
输穴

【歌诀记忆】液门之后一寸距，中渚止痛把热祛。

输穴聪耳与明目，指屈耳聋及喉痹。

【穴名深意】中，中间之意；渚，指水中小洲。本穴为手少阳三焦经之输穴，且本穴位居手掌两骨之间，脉气至此输注留连，其势较缓，如江中逢洲，故名"中渚"。

【标准定位】在手背，第4、5掌骨间，第4掌指关节近端凹陷中。

【取穴技巧】坐位，抬臂俯掌，在手指背部第4、5指指缝间掌指关节后可触及一凹陷，用力按压有酸胀感处，即为此穴。

【功效主治】近治作用：治疗手指不能屈伸。

远治作用：治疗头痛、目赤、耳聋、耳鸣、喉痹、肘臂酸痛。

特殊作用：治疗热病。

【常用配穴】可配角孙治疗耳鸣、耳聋；可配太白治疗大便难；可配支沟、内庭治疗嗌痛。

【针刺方法】直刺0.3~0.5寸。

☆阳池　TE4
原穴

【歌诀记忆】指伸肌腱尺侧缘，阳池清热三焦原。
　　　　　舒筋活络也散风，口干直刺腱鞘炎。

【穴名深意】本穴在腕关节阳侧正中陷中，承中渚之气，而停潴之，
　　　　　故名"阳池"。

【标准定位】在腕后区，腕背侧远端横纹上，指伸肌腱的尺侧缘凹陷中。

【取穴技巧】坐位，抬臂垂腕，腕关节背面，由第4掌骨向上推至腕关
　　　　　节横纹，可触及一凹陷处（相当于腕背横纹中点处），
　　　　　即为此穴。

【功效主治】近治作用：治疗腕痛。

　　　　　远治作用：治疗目赤肿痛、耳聋、喉痹、肩臂痛。

　　　　　特殊作用：治疗疟疾、消渴。

【常用配穴】可配外关、曲池治疗前臂麻木疼痛；可配少商、廉泉治
　　　　　疗咽喉肿痛；可配胃脘下俞、脾俞、太溪治疗糖尿病。

【针刺方法】直刺0.3~0.5寸。

☆外关　TE5
络穴，八脉交会穴，通阳维脉

【歌诀记忆】纹上两寸取外关，桡尺骨间疗臂酸。
　　　　　阳维交会三焦络，祛风通窍热病还。

【穴名深意】本穴与内关相对，故名"外关"。

【标准定位】在前臂后区，腕背侧远端横纹上2寸，尺骨与桡骨间隙中点。

【取穴技巧】坐位，抬臂俯掌，从掌腕背横纹中点直上三横指，在前
　　　　　臂两骨头之间的凹陷，按压有酸胀感处，即为此穴。

【功效主治】近治作用：治疗上肢痹痛。

远治作用：治疗头痛、颊痛、目赤肿痛、耳鸣、耳聋、瘰疬、胁肋疼痛。

特殊作用：治疗热病。

【常用配穴】可配足临泣治疗项强、肩背痛；可配大椎、曲池治疗外感热病；可配阳陵泉治疗胁痛。

【针刺方法】直刺 0.5~1 寸。

☆支沟 TE6
经穴

【歌诀记忆】纹上三寸取支沟，三焦经穴把热收。
便秘耳鸣胁肋痛，暴喑瘰疬效亦优。

【穴名深意】本穴在前膊外侧肉隙中。本经之气循而上行，本穴在尺桡二骨夹隙中，喻犹上肢之沟渠也，故名"支沟"。

【标准定位】在前臂后区，腕背侧远端横纹上 3 寸，尺骨与桡骨间隙中点。

【取穴技巧】坐位，抬臂俯掌，从掌腕背横纹中点处直上四横指，在前臂两骨头之间的凹陷，按压有疼痛感处，即为此穴。

【功效主治】远治作用：治疗耳鸣、耳聋、暴喑、瘰疬、胸胁胀痛。
特殊作用：治疗便秘、呕吐、热病。

【常用配穴】可配天枢治疗大便秘结。

【针刺方法】直刺 0.5~1 寸。

会宗 TE7
郄穴

【歌诀记忆】纹上三寸寻会宗，尺骨桡侧缘边缝。
风痛皮肤肘臂痛，三焦郄穴治耳聋。

【穴名深意】宗，本也，聚也。流派之本源为宗，凡事物之系统，必先有宗主，而后有支别。本经居三阳之中间，而本穴挨次之穴，为三阳络（三阳经之络脉，相互构通），犹系统之支别也。本穴居三阳络之前，犹会别支而宗主之也，故名"会宗"。

【标准定位】在前臂后区，腕背侧远端横纹上 3 寸，尺骨的桡侧缘。

【取穴技巧】坐位，抬臂俯掌，从腕背横纹向上四横指，在尺骨的桡侧缘，按压有酸胀感处，即为此穴。

【功效主治】近治作用：治疗上肢痹痛。

　　　　　　远治作用：治疗耳聋。

　　　　　　特殊作用：治疗癫痫。

【常用配穴】可配听会、耳门治疗耳聋；可配大包治疗上肢肌肉疼痛、软组织挫伤。

【针刺方法】直刺 0.5~1 寸。

三阳络　TE8

【歌诀记忆】池上四寸三阳络，暴喑耳聋齿痛脱。

　　　　　　直刺半寸尺桡间，腰胁臂痛与体惰。

【穴名深意】手三阳之脉，并列上行，行至本穴，三经线较为接近，两旁二经之络脉，当有与本穴通处，故名"三阳络"。

【标准定位】在前臂后区，腕背侧远端横纹上 4 寸，尺骨与桡骨间隙中点。

【取穴技巧】坐位，抬臂俯掌，从腕背横纹中点处直上四横指即支沟，再从支沟直上一横指，在前臂两骨头之间可触及一凹陷，按压有酸胀感处，即为此穴。

【功效主治】近治作用：治疗上肢痹痛、半身不遂。

远治作用：治疗耳聋、暴喑、齿痛。

【常用配穴】可配曲池、合谷、肩井治疗中风后遗症上肢不遂。

【针刺方法】直刺 0.5~1 寸。

四渎　TE9

【歌诀记忆】尺骨鹰嘴下五寸，尺桡之间四渎寻。
　　　　　　耳聋齿痛手臂疼，利咽开音声可存。

【穴名深意】四，数名；渎，水之大川。四渎，星座名。古称江淮河济为四渎，穴如四肢经气运行之川渎也。三焦乃决渎之官，为水道之所出，手足少阳上下同气，故上肢有四渎，下肢有中渎。其有润通之力也。又考本穴治证，多以润通为务，即犹灌溉航运也，故名"四渎"。

【标准定位】在前臂后区，肘尖下 5 寸，尺骨与桡骨间隙中点。

【取穴技巧】坐位，抬臂俯掌，腕背横纹中点与肘尖连线中点上一横指，在前臂两骨头之间可触及一凹陷，按压有酸胀感处，即为此穴。

【功效主治】近治作用：治疗手臂痛。
　　　　　　远治作用：治疗耳聋、暴喑、齿痛。

【常用配穴】可配天牖治疗暴喑；可配太阳治疗头痛；可配曲池治疗前臂痛、伸腕无力。

【针刺方法】直刺 0.5~1 寸。

天井　TE10
合穴

【歌诀记忆】尺骨鹰嘴后上行，一寸凹陷取天井。
　　　　　　瘰疬瘿气胸臂痛，合穴亦疗头耳心。

【穴名深意】穴在肘后屈肘陷窝中。此穴颇深，可向上刺，故名"天井"。

【标准定位】在肘后区，肘尖上1寸凹陷中。

【取穴技巧】屈肘，找到肘尖，在肘尖一横指凹陷处，即为此穴。

【功效主治】近治作用：治疗肩臂痛。

　　　　　　远治作用：治疗偏头痛、耳聋、瘰疬、瘿气、胸胁胀痛。

　　　　　　特殊作用：治疗癫痫。

【常用配穴】可配曲池、少海治疗肘痛；可配天突、水突治疗瘿气；可配翳风、耳门治疗耳聋。

【针刺方法】直刺0.5~1寸。

清泠渊　TE11

【歌诀记忆】肘尖肩峰角连线，直上二寸清泠渊。

　　　　　　头目疼痛及胁痛，亦治麻痹不举肩。

【穴名深意】清泠，清澈凉爽之意，又为水名；渊，深水、深潭。穴能清热火，有如入清泠之深渊也。人之风骨清秀亦名清泠。凡诸毒热之病，可以取此，故名"清泠渊"。

【标准定位】在臂后区，肘尖与肩峰角连线上，肘尖上2寸。

【取穴技巧】坐位，腋后纹头水平线中点与肘尖连线交肘尖上三横指水平线，按压有酸胀感处，即为此穴。

【功效主治】近治作用：治疗上肢痹痛。

　　　　　　远治作用：治疗头痛、目黄、胁痛。

【常用配穴】可配肩髎、天髎、臑俞、养老、合谷治疗上肢痿、痹、瘫、痛。

【针刺方法】直刺0.5~1寸。

消泺　　TE12

【歌诀记忆】肘尖上五把络通，泠渊臑会连线中。
　　　　　　齿痛头痛项强痛，直刺进针灸亦用。

【穴名深意】消，消除，消渴；泺，水名。阳热炽盛，取之消泺，则
　　　　　　将如入清凉之水而消渴得以消除矣，故名"消泺"。

【标准定位】在臂后区，肘尖与肩峰角连线上，肘尖上5寸。

【取穴技巧】坐位，腋后纹头水平线中点与肘尖连线取一半，稍往上
　　　　　　按压酸痛处，即为此穴。

【功效主治】近治作用：治疗肩臂痛。
　　　　　　远治作用：治疗头痛、齿痛、项强。

【常用配穴】可配肩髎、肩髃、臑会、清冷渊治疗肩臂痛、上肢不遂、
　　　　　　肩周炎。

【针刺方法】直刺1~1.5寸。

臑会　　TE13

【歌诀记忆】肩峰角下三寸位，三角肌后下缘对。
　　　　　　臑会可疗上肢瘘，瘰疬瘿气皆可退。

【穴名深意】穴在臂臑之侧，臑俞之下，三臑穴位傍近，故名"臑会"。

【标准定位】在臂后区，肩峰角下3寸，三角肌的后下缘。

【取穴技巧】坐位，抬臂屈肘，稍用力，可见上臂外侧上端有一三角
　　　　　　形肌肉（三角肌），该肌肉后下缘与肱骨的交点（与腋
　　　　　　后横纹头平齐），按压有酸胀感处，即为此穴。

【功效主治】近治作用：治疗上肢痹痛。
　　　　　　远治作用：治疗瘿气、瘰疬。

【常用配穴】可配肩俞、肩贞治疗肩周炎；可配肘髎、外关治疗肘臂
　　　　　　挛痛。

【针刺方法】直刺0.8~1.2寸。

☆肩髎　TE14

【歌诀记忆】肩峰后下取肩髎，上臂平举肩后凹。
　　　　　　中风偏瘫荨麻疹，肩痛不举皆可抛。

【穴名深意】穴在肩后髎隙间，故名"肩髎"。

【标准定位】在三角肌区，肩峰角与肱骨大结节两骨间凹陷中。

【取穴技巧】坐位，用力握拳，屈肘，上臂外展，可见三角肌鼓起，
　　　　　　在其后下缘肩缝（肩部最高点）直下处有凹陷沟，按压
　　　　　　有酸胀感处，即为此穴。

【功效主治】近治作用：治疗臂痛、肩痛不能举。

【常用配穴】可配曲池、肩髃治疗肩臂痛；可配外关、章门治疗肋间
　　　　　　神经痛。

【针刺方法】向肩关节直刺1~1.5寸。

天髎　TE15

【歌诀记忆】正坐垂肩取天髎，肩井曲垣中点找。
　　　　　　颈项疼痛肩背痛，热汗不出胸烦扰。

【穴名深意】本穴在胸腔极上，胸腔在人身为天，故称"天髎"。

【标准定位】在肩胛区，肩胛骨上角骨际凹陷中。

【取穴技巧】正坐或俯卧位，背后可摸到一三角形骨头（肩胛骨），
　　　　　　在其内上角，按压有酸痛感处，即为此穴。

【功效主治】近治作用：治疗肩臂痛、项强。

【常用配穴】可配秉风、天宗、清冷渊、臑会治疗颈肩综合征、上肢不遂。

【针刺方法】直刺0.5~0.8寸。

天牖　TE16

【歌诀记忆】乳突后下颌角平，活络利耳把目明。

　　　　　天牖能治头晕眩，瘰疬项强效亦灵。

【穴名深意】窗开旁墙曰牖。穴在颈侧，有如旁墙之窗，故名"天牖"。

【标准定位】在颈部，横平下颌角，胸锁乳突肌的后缘凹陷中。

【取穴技巧】正坐或侧伏坐位，平下颌角往后取一水平线，交于胸锁乳突肌后缘，该交点凹陷，即为此穴。

【功效主治】近治作用：治疗头痛、头晕、耳聋、瘰疬、项强。

　　　　　远治作用：治疗目痛、目视不明。

【常用配穴】可配外关、率谷治疗偏头痛、耳鸣、耳聋、腮腺炎。

【针刺方法】直刺 0.5~1 寸。

☆翳风　TE17

【歌诀记忆】乳突前下凹陷中，聪耳启闭穴翳风。

　　　　　直刺一寸颈颊肿，口眼㖞斜有奇功。

【穴名深意】翳，掩蔽；风，风邪。穴当衣领上缘，正为屏蔽风邪之处。穴在耳后陷中，四周隆起，且平近风池。能治风证，故名"翳风"。

【标准定位】在颈部，耳垂后方，乳突下端前方凹陷中。

【取穴技巧】正坐或侧伏坐位，将耳垂向后按，正对耳垂的前缘，按压有凹陷处（张口时凹陷更明显），即为此穴。

【功效主治】近治作用：治疗耳鸣、耳聋、口眼㖞斜、牙关紧闭、齿痛、颊肿、瘰疬。

【常用配穴】可配地仓、承浆、水沟、合谷治疗口噤不开。

【针刺方法】直刺 0.5~1 寸。

瘛脉　TE18

【歌诀记忆】乳突正中瘛脉青，头风耳鸣小儿惊。
　　　　　　可灸平刺或点刺，亦疗呕吐目不明。

【穴名深意】瘛，瘛疭；脉，筋脉及耳后的青脉，指治疗筋脉瘛疭的
　　　　　　耳后青脉。穴在耳后青筋处，对小儿筋脉瘛疭病有显效，
　　　　　　故名"瘛脉"。

【标准定位】在头部，乳突中央，角孙与翳风沿耳轮弧形连线的上 2/3
　　　　　　与下 1/3 的交点处。

【取穴技巧】坐位或侧伏坐位，耳后发际与外耳道口平齐处，即为此穴。

【功效主治】近治作用：治疗头痛、耳鸣、耳聋。
　　　　　　特殊作用：治疗小儿惊风。

【常用配穴】可配完骨治疗头风、耳后痛；可配长强治疗小儿惊痫。

【针刺方法】平刺 0.3~0.5 寸，或点刺出血。

颅息　TE19

【歌诀记忆】翳风角孙连线上，前三分之一度量。
　　　　　　头痛耳鸣儿惊风，平刺半寸颅息忙。

【穴名深意】息，休息也，又气息也。穴在颅侧睡眠着枕处，以其有
　　　　　　关于息，故名"颅息"。

【标准定位】在头部，角孙与翳风沿耳轮弧形连线的上 1/3 与下 2/3 的
　　　　　　交点处。

【取穴技巧】坐位或侧伏坐位，可见耳后有一凸起高骨（耳后乳突），
　　　　　　在其前上缘，按压有酸痛感处，即为此穴。

【功效主治】近治作用：治疗头痛、耳鸣、耳聋。
　　　　　　特殊作用：治疗小儿惊风。

【常用配穴】可配太冲治疗小儿惊痫、呕吐涎沫、瘛疭；可配天冲、
　　　　　　脑空、风池、太阳治疗偏头痛、头风。

【针刺方法】平刺 0.3~0.5 寸。

【歌诀记忆】耳尖正对发际处，角孙祛风可明目。
　　　　　　齿痛颊肿颈项强，灯芯灸治疗腮速。

【穴名深意】穴在对耳上角，细络旁通，故名"角孙"。

【标准定位】在头部，耳尖正对发际处。

【取穴技巧】坐位或侧伏坐位，将耳翼向前方折曲，当耳翼尖所指之
　　　　　　发际，张口时有一凹陷处，即为此穴。

【功效主治】近治作用：治疗偏头痛。
　　　　　　远治作用：治疗目翳、颊肿、齿痛、项强。

【常用配穴】可配足临泣治疗眩晕。

【针刺方法】平刺 0.3~0.5 寸。

【歌诀记忆】屏上切迹之前方，耳门取时把口张。
　　　　　　耳鸣齿痛颈颊肿，直刺一寸效力彰。

【穴名深意】穴在耳前上切迹微前陷中，本经支线从耳后入耳中，由
　　　　　　本穴出走耳前，故名"耳门"。

【标准定位】在耳区，耳屏上切迹与下颌骨髁突之间的凹陷中。

【取穴技巧】坐位或侧伏坐位，微张口，耳屏上切迹前的凹陷中，听
　　　　　　宫直上。手指置于耳屏上方、下颌骨髁状突后缘，轻轻
　　　　　　按压有一浅凹处，张口时浅凹更明显，即为此穴。

【功效主治】近治作用：治疗耳鸣、耳聋、聤耳、齿痛、颊肿。

【常用配穴】可配丝竹空治疗牙痛；可配兑端治疗上齿龋。

【针刺方法】微张口，直刺 0.5~1 寸。

耳和髎　TE22

【歌诀记忆】颞脉后缘耳郭前，耳和髎治头痛绵。
斜平须避动脉刺，牙关紧闭亦可痊。

【穴名深意】穴在耳门稍上，陷中。有关听觉，老子曰："声音相和。"
故名"和髎"。

【标准定位】在头部，鬓发后缘，耳郭根的前方，颞浅动脉的后缘。

【取穴技巧】坐位或侧伏坐位，先定耳门，耳门前上方可触及一动脉
搏动，该动脉稍后方按压有酸胀感处，即为此穴。

【功效主治】近治作用：治疗头痛、耳鸣、牙关紧闭。

【常用配穴】可配听宫、翳风治疗耳鸣；可配颊车、地仓、阳白治疗
面瘫；可配太阳、印堂、足临泣治疗偏头痛。

【针刺方法】避开动脉，斜刺或平刺 0.3~0.5 寸。

☆丝竹空　TE23

【歌诀记忆】竹空眉梢凹陷中，眼睑𥊙动目肿痛。
禁灸平刺治癫痫，亦疗眩晕与头痛。

【穴名深意】丝，细络也；空，孔窍也。眉犹竹叶。本穴在眉梢外侧端，
穴下孔窍，细络旁通，故名"丝竹空"。

【标准定位】在面部，眉梢凹陷中。

【取穴技巧】正坐或侧卧位，手指沿眉毛走行从内向外后推，至眉梢
处可触及一凹陷处，按压有酸胀感，即为此穴。

【功效主治】近治作用：治疗头痛、眩晕、目赤肿痛、眼睑𥊙动。
特殊作用：治疗癫狂痫。

【常用配穴】可配瞳子髎、睛明、攒竹治疗目赤肿痛；可配太阳、外
关治疗偏头痛；可配足通谷、太冲治疗癫痫。

【针刺方法】平刺 0.5~1 寸，不宜灸。

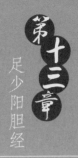
第一节　足少阳胆经经脉循行和主治

经脉循行	胆足少阳之脉，起于目锐眦，上抵头角，下耳后，循颈，行手少阳之前，至肩上，却交出手少阳之后，入缺盆。 其支者，从耳后入耳中，出走耳前，至目锐眦后。 其支者，别锐眦，下大迎，合于手少阳，抵于䪼，下加颊车，下颈，合缺盆。以下胸中，贯膈，络肝，属胆，循胁里，出气街，绕毛际，横入髀厌中。 其直者，从缺盆下腋，循胸，过季胁，下合髀厌中。以下循髀阳，出膝外廉，下外辅骨之前，直下抵绝骨之端，下出外踝之前，循足跗上，入小指次指之间。 其支者，别跗上，入大指之间，循大指歧骨内，出其端，还贯爪甲，出三毛	
循行白话解	足少阳胆经起于目外眦，上行到额角，下耳后，沿颈旁，行手少阳三焦经之前，至肩上，退后与手少阳三焦经相交之后，向下进入缺盆。 耳后支脉：从耳后进入耳中，出走耳前，至目外眦后方。 外眦部支脉：从目外眦处分出，下走大迎，会合手少阳三焦经到达目眶下，下行经颊车，于颈部向下会合前脉于缺盆，然后向下进入胸中，通过横膈，络于肝，属于胆，沿着胁肋内，出于少腹两侧腹股沟动脉部，绕阴部毛际，横行入髋关节部。 缺盆部直行脉：从缺盆下行腋下，沿胸侧，经过季胁，下行会合前脉于髋关节部，再向下沿着大腿外侧，出膝外侧，下行经腓骨前面，直下到达腓骨下段，下出外踝之前，沿足背部，进入第4趾外侧端。 足背部支脉：从足背分出，沿第1、第2跖骨间，出于大趾端，穿过趾甲，回过来到趾甲后的毫毛部，与足厥阴肝经相接	
脏腑联络	属胆，络肝，与目、耳有联系	
经脉主治	头面五官病	偏头痛，耳鸣，耳聋，目痛，咽喉肿痛
	热病	发热，疟疾，黄疸
	神志病	癫痫等
	经脉循行部位的疾患	胸胁胀痛，下肢外侧中间疼痛等

第二节　足少阳胆经腧穴

【歌诀记忆】足少阳经瞳子髎，四十四穴行迢迢。

听会上关颔厌集，悬颅悬厘曲鬓翘。

率谷天冲浮白次，窍阴完骨本神邈。

阳白临泣目窗辟，正营承灵脑空摇。

风池肩井渊液部，辄筋日月京门标。

带脉五枢维道续，居髎环跳风市招。

中渎阳关阳陵泉，阳交外丘光明宵。

阳辅悬钟丘墟外，足临泣地五侠溪。

第四趾端窍阴毕。

☆ 瞳子髎　GB1

【歌诀记忆】瞳子髎居眶外缘，眼外眦角五分边。

目疾面瘫偏头痛，平刺向后功效显。

【穴名深意】目之精华在瞳子，故称目珠为瞳子。穴在目外角，骨隙中，故名"瞳子髎"。

【标准定位】在面部，目外眦外侧 0.5 寸凹陷中。

【取穴技巧】正坐或侧卧位，在外眼角旁约 1cm，眼角纹头尽处，即为此穴。

【功效主治】近治作用：治疗头痛、目赤肿痛、目翳、青盲、白内障。

【常用配穴】可配睛明、丝竹空治疗目痛、目赤。

【针刺方法】平刺 0.3~0.5 寸，或点刺出血。

☆听会　GB2

【歌诀记忆】屏间切迹之前位，张口有孔取听会。

　　　　　　耳鸣齿痛口眼㖞，益聪利耳有能耐。

【穴名深意】本穴为司听之汇，故名"听会"。

【标准定位】在面部，耳屏间切迹与下颌骨髁突之间的凹陷中。

【取穴技巧】正坐或侧卧位，张口，耳屏间切迹前方的凹陷中，听宫
　　　　　　直下。用手指置于耳屏下方，在下颌骨髁状突后缘按压
　　　　　　有一浅凹处，张口时该凹陷更明显，即为此穴。

【功效主治】近治作用：治疗耳鸣、耳聋、面痛、齿痛、口㖞、下颌关
　　　　　　节脱位。

【常用配穴】可配听宫、翳风治疗耳鸣、耳聋。

【针刺方法】张口，直刺0.5~1寸。

上关　GB3

【歌诀记忆】耳前颧骨弓上缘，下关直上上关悬。

　　　　　　耳聋耳鸣偏头痛，面瘫癫痫及牙痛。

【穴名深意】与下关相对而言也。下关在颧弓下，本穴在颧弓上，故
　　　　　　名"上关"。

【标准定位】在面部，颧弓上缘中央凹陷中。

【取穴技巧】正坐或侧卧位，从耳屏往前量二横指，耳前颧弓上侧可
　　　　　　触及一凹陷，按压有酸胀感处，即为此穴。

【功效主治】近治作用：治疗偏头痛、耳鸣、耳聋、聤耳、口眼㖞斜、
　　　　　　齿痛、口噤。

【常用配穴】可配太阳、外关治疗偏头痛。

【针刺方法】直刺0.5~1寸。

颔厌　GB4

【歌诀记忆】颞前鬓发取颔厌，头维曲鬓之连线。
　　　　　平刺五分偏头痛，耳鸣眩晕外眦痛。

【穴名深意】当嚼咽食物时，颔下与颞颥俱动，是颔下与本穴有牵合也，
　　　　　故名"颔厌"。

【标准定位】在头部，从头维至曲鬓的弧形连线（其弧度与鬓发弧度
　　　　　相应）的上 1/4 与下 3/4 的交点处。

【取穴技巧】正坐或侧卧位，先取头维和曲鬓，取一标明四等分的弹
　　　　　性皮筋，拉长皮筋，使其两端点分别与头维和曲鬓对应，
　　　　　在该皮筋上 1/4 与下 3/4 交点处，即为此穴。

【功效主治】近治作用：治疗偏头痛、目眩、耳鸣、齿痛、目外眦痛。

【常用配穴】可配支沟、光明治疗目眩；可配太阳、列缺、风池治疗偏头痛。

【针刺方法】平刺 0.3~0.5 寸。

悬颅　GB5

【歌诀记忆】头维曲鬓连成弧，中点之处是悬颅。
　　　　　头痛热病平刺入，泄热消风病可除。

【穴名深意】本穴在颞动脉处，承颔厌之气下行，即犹头上经气悬行
　　　　　于颅侧也，故名"悬颅"。

【标准定位】在头部，从头维至曲鬓的弧形连线（其弧度与鬓发弧度
　　　　　相应）的中点处。

【取穴技巧】正坐或侧卧位，先取头维和曲鬓，取一标明二等分的弹
　　　　　性皮筋，拉长皮筋，使其两端点分别与头维和曲鬓对应，
　　　　　在该皮筋的中点对应处，即为此穴。

【功效主治】近治作用：治疗偏头痛、目赤肿痛、齿痛。

【常用配穴】可配风池、外关治疗偏头痛。

【针刺方法】平刺 0.5~0.8 寸。

悬厘　GB6

【歌诀记忆】头维曲鬓三比一，上三下一点悬厘。
　　　　　功同悬颅祛风易，头痛目痛平刺医。

【穴名深意】悬者，提也；厘者，理也。本穴之上，有天冲穴，故本
　　　　　穴取地厘之意，以与相对，故名"悬厘"。

【标准定位】在头部，从头维至曲鬓的弧形连线（其弧度与鬓发弧度
　　　　　相应）的上 3/4 与下 1/4 的交点处。

【取穴技巧】正坐或侧卧位，先取头维和曲鬓，取一标明四等分的弹
　　　　　性皮筋，拉长皮筋，使其两端点分别与头维和曲鬓对应，
　　　　　在该皮筋上 3/4 与下 1/4 交点处，即为此穴。

【功效主治】近治作用：治疗偏头痛、目赤肿痛。

【常用配穴】可配听宫、翳风治疗耳鸣。

【针刺方法】平刺 0.5~0.8 寸。

☆ 曲鬓　GB7

【歌诀记忆】平齐角孙定曲鬓，耳前鬓发后缘应。
　　　　　头痛颊肿及暴喑，开噤消肿针刺平。

【穴名深意】穴在鬓发曲处，故名"曲鬓"。

【标准定位】在头部，耳前鬓角发际后缘与耳尖水平线的交点处。

【取穴技巧】正坐或侧卧位，将耳翼向前方折曲，当耳翼尖所指之发际
　　　　　处是角孙，从角孙向前量一横指，在鬓发边上，按压有
　　　　　凹陷处，即为此穴。

【功效主治】近治作用：治疗头痛、齿痛、牙关紧闭、暴喑、颊肿。

【常用配穴】可配风池、太冲治目赤肿痛。

【针刺方法】平刺 0.5~0.8 寸。

☆率谷 GB8

【歌诀记忆】耳尖直上发际入，一点五寸有率谷。
　　　　　　头痛眩晕及呕吐，惊风平刺病可除。

【穴名深意】穴在侧头骨与颞颥骨合缝处。其缝犬牙交错、曲如蛇行。
　　　　　　谷即缝也，故名"率谷"。

【标准定位】在头部，耳尖直上入发际 1.5 寸。

【取穴技巧】正坐或侧卧位，折耳郭向前，当耳尖直上入发际二横指处，
　　　　　　即为此穴。

【功效主治】近治作用：治疗偏头痛，眩晕，小儿急、慢性惊风，耳鸣，
　　　　　　耳聋。
　　　　　　远治作用：治疗呕吐、胸中烦满。

【常用配穴】可配听宫、翳风、中渚治疗耳鸣、耳聋。

【针刺方法】平刺 0.5~1 寸。

天冲 GB9

【歌诀记忆】率谷之后头发中，零点五寸定天冲。
　　　　　　癫痫头目牙龈痛，平刺五分可祛风。

【穴名深意】冲，通也。本穴功能在于通也，所治为头痛，癫疾，风痉，
　　　　　　龈肿，善惊及诸头脑之疾，而以通法为主，故名"天冲"。

【标准定位】在头部，耳根后缘直上，入发际 2 寸。

【取穴技巧】正坐或侧卧位，从耳根后缘直上入发际量二横指（拇指），
　　　　　　按压有酸胀感处，即为此穴。

【功效主治】近治作用：治疗头痛、牙龈肿痛、癫痫。

【常用配穴】可配天突治疗瘿气。

【针刺方法】平刺 0.5~0.8 寸。

浮白 GB10

【歌诀记忆】乳突后上浮白取，侧头发际一寸入。
　　　　　头部有风痛及目，下肢痿痹平刺除。

【穴名深意】浮，浮越；白，指金气，收敛之意。此穴可以收敛少阳
　　　　　浮越之神气也，故名"浮白"。

【标准定位】在头部，耳后乳突的后上方，从天冲至完骨的弧形连线
　　　　　（其弧度与耳郭弧度相应）的上 1/3 与下 2/3 交点处。

【取穴技巧】正坐或侧卧位，从耳根上缘向后入发际量一横指，按压
　　　　　有凹陷处，即为此穴。

【功效主治】近治作用：治疗头痛、耳鸣、耳聋、目痛。
　　　　　远治作用：治疗下肢痿痹。

【常用配穴】可配风池、太阳治疗头痛。

【针刺方法】平刺 0.5~0.8 寸。

头窍阴 GB11

【歌诀记忆】窍阴定位冲完骨，上二下一交点处。
　　　　　颈项强痛连头目，平刺五分病立除。

【穴名深意】头为诸阳之会，为何本穴名"窍阴"？盖以五藏属阴，
　　　　　而开窍于头也。针之以通藏阴之窍，故名"窍阴"。

【标准定位】在头部，耳后乳突的后上方，从天冲到完骨的弧形连线
　　　　　（其弧度与耳郭弧度相应）的上 2/3 与下 1/3 交点处。

【取穴技巧】正坐或侧卧位，在耳后乳突的后上方，先取浮白，从浮
　　　　　白向后下量一横指，按压有凹陷处，即为此穴。

【功效主治】近治作用：治疗头痛、项强。

【常用配穴】可配听宫、听会、翳风治疗耳鸣、耳聋。

【针刺方法】平刺 0.5~0.8 寸。

☆ 完骨　GB12

【歌诀记忆】乳突后下凹陷取，完骨清热邪风祛。
　　　　　　中风头痛口眼喎，咽肿齿痛癫狂愈。

【穴名深意】完者，全而整也，又守备完固是也。穴在耳后高骨后缘，
　　　　　　当头侧外卫之要冲，最须坚固，故名"完骨"。

【标准定位】在头部，耳后乳突的后下方凹陷中。

【取穴技巧】正坐或侧卧位，在耳后高骨（乳突）后下方可触及一凹陷，
　　　　　　用力按压，有明显酸胀感处，即为此穴。

【功效主治】近治作用：治疗头痛、项强、齿痛、口眼喎斜。
　　　　　　远治作用：治疗疟疾、癫痫、失眠。

【常用配穴】可配太阳、率谷治疗头痛。

【针刺方法】斜刺 0.5~0.8 寸。

☆ 本神　GB13

【歌诀记忆】本神前额外发际，神庭头维外三一。
　　　　　　癫痫惊风伴昏迷，头痛项强针刺奇。

【穴名深意】本穴在前额发际，内应于脑，与神庭、临泣相平，故善治
　　　　　　有关神识诸病，如惊风、癫痫、神不归本等证，故名"本神"。

【标准定位】在头部，前发际上 0.5 寸，头正中线旁开 3 寸。

【取穴技巧】正坐或侧卧位，神庭与头维弧形连线（其弧度与前发际
　　　　　　弧度相应）的内 2/3 与外 1/3 的交点处。从外眼角直上入
　　　　　　发际量半横指，按压有酸痛感处，即为此穴。

【功效主治】近治作用：治疗头痛、目眩、癫痫、小儿惊风。
　　　　　　远治作用：治疗项强。

【常用配穴】可配神庭、印堂治疗不寐。

【针刺方法】平刺 0.5~0.8 寸。

☆ 阳白　GB14

【歌诀记忆】阳白眉上一寸居，平视瞳孔直上取。
　　　　　头痛面瘫诸目疾，平刺三分均可愈。

【穴名深意】其处平白，与足阳明之四白义同。亦关于目，故治目疾多效，
　　　　　且本穴在目上，故名"阳白"。

【标准定位】在头部，眉上1寸，瞳孔直上。

【取穴技巧】正坐或仰卧位，眼向前平视，自瞳孔直上，眉毛上量一横
　　　　　指处，即为此穴。

【功效主治】近治作用：治疗头痛、目眩、目痛、视物模糊、眼睑𥆧动、
　　　　　面瘫。

【常用配穴】可配睛明、太阳治疗目赤肿痛。

【针刺方法】平刺0.5~0.8寸。

☆ 头临泣　GB15

【歌诀记忆】阳白直上入发际，零点五寸头临泣。
　　　　　头痛眩晕及目翳，惊风鼻塞平刺易。

【穴名深意】头，相对于足而言；临，有监督和治理之意；泪出不止
　　　　　为泣。本穴为头部明目止泪之穴，故名"头临泣"。

【标准定位】在头部，前发际上0.5寸，瞳孔直上。

【取穴技巧】正坐或仰卧位，两目平视，瞳孔直上，正当神庭与头维
　　　　　弧形连线（其弧度与前发际弧度相应）的中点处，即为
　　　　　此穴。

【功效主治】近治作用：治疗头痛、目眩、目翳、小儿惊痫。
　　　　　远治作用：治疗流泪、鼻塞、鼻渊。

【常用配穴】可配阳白、太阳治疗目痛。

【针刺方法】平刺0.5~0.8寸。

目窗　GB16

【歌诀记忆】一点五寸入发际，瞳孔直上目窗栖。
　　　　　　头痛眩晕与目疾，明目清头针刺医。

【穴名深意】本穴治目赤、青盲、白膜覆瞳子诸证，犹开窗通明也，故名"目窗"。

【标准定位】在头部，前发际上1.5寸，瞳孔直上。

【取穴技巧】正坐或仰卧位，自眉中（正对瞳孔）直上入发际量二横指（示指、中指），按压有酸胀感处，即为此穴。

【功效主治】近治作用：治疗头痛、目赤肿痛、青盲、近视。

【常用配穴】可配睛明、大陵治疗目赤肿痛。

【针刺方法】平刺0.5~0.8寸。

正营　GB17

【歌诀记忆】目窗之后一寸寻，止痛疏风穴正营。
　　　　　　平刺三分齿痛停，头痛眩晕亦可平。

【穴名深意】《黄帝内经》曰："营主血，目得血则明。"本穴有关治脑，犹天子之营室也，故名"正营"。

【标准定位】在头部，前发际上2.5寸，瞳孔直上。

【取穴技巧】正坐或仰卧位，自头临泣向上量三横指，按压有酸胀感处，即为此穴。

【功效主治】近治作用：治疗头痛、目眩。
　　　　　　远治作用：治疗齿痛。

【常用配穴】可配颊车、下关、合谷治疗牙关不利、牙痛。

【针刺方法】平刺0.5~0.8寸。

承灵　GB18

【歌诀记忆】一点五寸正营后，承灵治鼻复其嗅。

清热散风本领高，头痛目痛也自招。

【穴名深意】承，继也，迎也，又佐也。顶为元神所在。本穴能益神识而佐之，亦承于灵也，故名"承灵"。

【标准定位】在头部，前发际上4寸，瞳孔直上。

【取穴技巧】正坐或仰卧位，眼向前平视，自眉中（正对瞳孔）直上入前发际量四横指后，再向上量一横指，按压有酸胀感处，即为此穴。

【功效主治】近治作用：治疗头痛、眩晕。

远治作用：治疗目痛、鼻塞、鼽衄。

【常用配穴】可配迎香、印堂治疗鼻渊。

【针刺方法】平刺0.5~0.8寸。

脑空　GB19

【歌诀记忆】枕外粗隆外脑空，平对脑户下对风。

发热头痛与耳聋，平刺三分治目痛。

【穴名深意】本穴内应大小脑之间，即脑之空隙处也。脑宜常空，故名"脑空"。

【标准定位】在头部，横平枕外隆凸的上缘，风池直上。

【取穴技巧】正坐或俯伏位，从头正中线沿枕外隆凸上缘向外量三横指（拇指），稍外方可触及一凹陷处，即为此穴。

【功效主治】近治作用：治疗头痛、目眩、项强、癫狂痫、惊悸。

远治作用：治疗目痛、耳聋、鼻衄。

【常用配穴】可配脑户、风池治疗后头痛。

【针刺方法】平刺0.3~0.5寸。

☆ 风池　GB20

【歌诀记忆】项傍凹陷平风府，风池在此风病主。
　　　　　　鼻尖方向不深刺，感冒偏枯祛风治。

【穴名深意】池，喻水之汇贮也，此为风之所汇。穴为风邪入脑之冲，
　　　　　　故名"风池"。

【标准定位】在颈后区，枕骨之下，胸锁乳突肌上端与斜方肌上端之
　　　　　　间的凹陷中。

【取穴技巧】正坐或俯卧位，在后头骨下两条大筋外缘有两凹陷，此
　　　　　　凹陷大致与耳垂平齐，用力按压有酸胀感，即为此穴。

【功效主治】远治作用：治疗目赤肿痛、鼻渊、鼻衄、耳鸣、耳聋。
　　　　　　特殊作用：治疗头痛、眩晕、项强、感冒、癫痫、中风、
　　　　　　热病、疟疾、瘿气。

【常用配穴】可配大椎、后溪治疗项强；可配睛明、太冲治疗目赤肿痛。

【针刺方法】针尖微下，向鼻尖斜刺 0.8~1.2 寸，或平刺透风府，深部
　　　　　　为延髓，必须严格掌握针刺角度与深度。

☆ 肩井　GB21

【歌诀记忆】肩井位于肩上陷，肩峰大椎之中点。
　　　　　　乳痈滞产深刺忌，肩病中风能理气。

【穴名深意】穴在肩上凹处。又本经通过肩部与诸阳经交会，其所治证，
　　　　　　极为复杂，有如各病之"市集"，故名"肩井"。

【标准定位】在肩胛区，第 7 颈椎棘突与肩峰最外侧点连线的中点。

【取穴技巧】坐位，低头，确定大椎，大椎与肩部最高点连线中点，
　　　　　　前对乳中，即为此穴。

【功效主治】近治作用：治疗头项强痛、肩背疼痛、上肢不遂。

　　　　　　远治作用：治疗难产、胞衣不下、乳痛、乳汁不下、瘰疬。

【常用配穴】可配乳根、少泽治疗乳汁不足、乳痛；可配肩髃、天宗

　　　　　　治疗肩背疼痛。

【针刺方法】直刺 0.5~0.8 寸，深部正当肺尖，不可深刺，孕妇禁针。

渊腋　GB22

【歌诀记忆】腋中线上四肋间，平刺渊腋疼痛减。

　　　　　　胸胁胀痛腋下肿，理气行瘀功效显。

【穴名深意】渊，深渊；腋，腋部。穴名意指穴在腋下隐伏深藏处。

【标准定位】在胸外侧区，第 4 肋间隙中，在腋中线上。

【取穴技巧】侧卧，举臂，沿腋中线直下推至乳头所在肋间隙（第 4

　　　　　　肋间隙），按压有酸胀感处，即为此穴。

【功效主治】近治作用：治疗胸胁胀痛、腋下痛、上肢痹痛。

【常用配穴】可配章门、膻中治疗胸满、胁痛。

【针刺方法】斜刺或平刺 0.5~0.8 寸，不可深刺，以免伤及内部重要

　　　　　　脏器。

辄筋　GB23

【歌诀记忆】渊腋之前如近亲，一寸相距是辄筋。

　　　　　　疏肝理气胸胁痛，吞酸呕吐平刺进。

【穴名深意】穴在肋骨间。因肋骨并列顺排，有如辙迹，故名"辄筋"。

【标准定位】在胸外侧区，第 4 肋间隙中，腋中线前 1 寸。

【取穴技巧】正坐，举臂，从渊腋向前下量一横指，与乳头相平处，

　　　　　　即为此穴。

【功效主治】近治作用：治疗胸胁胀痛、气喘、呕吐、吞酸。

【常用配穴】可配阳陵泉、支沟治疗胸胁胀痛。

【针刺方法】斜刺或平刺 0.5~0.8 寸，不可深刺，以免伤及内部重要脏器。

☆ 日月　GB24
胆募穴

【歌诀记忆】七肋间隙取日月，乳头直下刺要斜。

呕吐吞酸及胸胁，胆腑疏利黄疸却。

【穴名深意】《道藏》云："日月者，左右目也。"本穴善治目疾，故名"日月"。

【标准定位】在胸部，第 7 肋间隙中，前正中线旁开 4 寸。

【取穴技巧】正坐或仰卧位，自乳头垂直向下推 3 个肋间隙，按压有酸胀感处，即为此穴。

【功效主治】近治作用：治疗呕吐、吞酸、胁肋疼痛、呃逆、黄疸。

【常用配穴】可配阳陵泉、支沟治疗胁肋疼痛。

【针刺方法】斜刺或平刺 0.5~0.8 寸，不可深刺，以免伤及内部重要脏器。

☆ 京门　GB25
肾募穴

【歌诀记忆】十二肋骨游离端，下缘京门针斜穿。

肾募水肿胁腰痛，泄泻腹胀肠鸣控。

【穴名深意】因其处蹲卧成凹，四周隆起。凡四起之处为京，故名"京门"。

【标准定位】在上腹部，第 12 肋骨游离端的下际。

【取穴技巧】侧坐或侧卧位，举臂，从腋后线的肋弓软骨缘下方向后触及第 12 肋骨游离端，其下方，即为此穴。

【功效主治】近治作用：治疗小便不利、水肿、腰胁痛、腹胀、泄泻。

【常用配穴】可配肾俞、三阴交治疗肾虚腰痛；可配天枢、中脘、支沟治疗腹胀。

【针刺方法】直刺 0.3~0.5 寸，不可深刺，以免伤及内部重要脏器。

☆带脉　GB26

【歌诀记忆】十一肋骨游离缘，带脉直下平脐交。
　　　　　赤白带下经不调，疝气腹痛温补妙。

【穴名深意】本穴为足少阳经与带脉交会处。带脉为奇经八脉之一，在人身匝腰一周，如束带然，故名"带脉"。

【标准定位】在侧腹部，第 11 肋骨游离端垂线与脐水平线的交点上。

【取穴技巧】坐位，双臂外展或仰卧位，双臂上举。先从腋窝中点向下作垂线，确定为腋中线，再过脐中作一水平线，腋中线与脐水平线的交点，即为此穴。

【功效主治】近治作用：治疗闭经、月经不调、带下病、腹痛、疝气、腰胁痛。

【常用配穴】可配白环俞、三阴交治疗带下病。

【针刺方法】直刺 1~1.5 寸。

五枢　GB27

【歌诀记忆】髂前上棘内五枢，横平脐下三寸处。
　　　　　阴挺胯痛因寒入，直刺一寸邪寇出。

【穴名深意】五为中数，指人身之中；枢，枢纽。本穴犹如人身中部之枢纽，故名"五枢"。

【标准定位】在下腹部，横平脐下 3 寸，髂前上棘内侧。

【取穴技巧】仰卧位，先确定耻骨联合，将脐中与耻骨联合上缘中点的连线平分为 5 等份，从该连线的上 3/5 与下 2/5 交点处作一水平线，在骨盆的前上方可摸到一骨突起（髂前上棘），该骨突起的前方和此线相交处，即为此穴。

【功效主治】近治作用：治疗腹痛、便秘、疝气、带下病、阴挺。

【常用配穴】可配太冲、曲泉治疗少腹痛、疝气。

【针刺方法】直刺 1~1.5 寸。

维道　GB28

【歌诀记忆】五枢前下零点五，维道少腹病变主。
水肿腰痛兼呕吐，调理气血直刺入。

【穴名深意】维，维系；道，道路。穴名意指穴处为维系与连接下肢之通道。

【标准定位】在下腹部，髂前上棘内下 0.5 寸。

【取穴技巧】侧卧位，从五枢向前下方量半横指（拇指），按压有酸胀感处，即为此穴。

【功效主治】近治作用：治疗腹痛、疝气、带下病、阴挺、水肿、腰腿痛。

【常用配穴】可配脾俞、阴陵泉、关元治疗月经不调、带下病。

【针刺方法】直刺或向前下方斜刺 1~1.5 寸。

居髎　GB29

【歌诀记忆】股骨大转之最高，上棘连线中点凹。
居髎活络健腿腰，痹瘫疝气功效好。

【穴名深意】居，端坐也。人当端坐时，此穴位置凹隙下，以其居则成髎，故名"居髎"。

【标准定位】在臀区，髂前上棘与股骨大转子最凸点连线的中点处。

【取穴技巧】侧卧位，在髋骨的中下方，可摸到一圆而大的骨突起，手按于上面，下肢屈伸时明显触摸其活动，此骨为股骨大转子，拇指按于髂后上棘，中指按于股骨大转子，示指自然张开置于两指之间，示指所至凹陷处，即为此穴。

【功效主治】近治作用：治疗腰痛引小腹、下肢痿痹、瘫痪、疝气。

【常用配穴】可配环跳、委中治疗腰腿痛。

【针刺方法】直刺1~1.5寸。

☆环跳　　GB30

【歌诀记忆】转子骶裂取环跳，内二外一连线交。
坐骨神经下肢痛，直刺三寸效果妙。

【穴名深意】每见人当跳跃时，必先蹲身屈其胯膝，则本穴形成半环形之凹隙，故名"环跳"。

【标准定位】在臀区，股骨大转子最凸点与骶管裂孔连线的外1/3与内2/3交点处。

【取穴技巧】侧卧屈股，以拇指关节横纹按在股骨大转子头上，拇指指向脊柱，拇指尖所指的凹陷处，即为此穴。

【功效主治】近治作用：治疗腰胯疼痛、半身不遂、下肢痿痹。

【常用配穴】可配殷门、阳陵泉、委中治疗下肢痹痛。

【针刺方法】直刺2~3寸。

☆风市　GB31

【歌诀记忆】髌底上七取风市，直立垂手看中指。
　　　　　　腰腿疼痛祛风痹，瘙痒脚气见效奇。

【穴名深意】本穴为治诸风之要穴，尤治疗诸风之市集也，故名"风市"。

【标准定位】在股部，髌底上 7 寸，髂胫束后缘。

【取穴技巧】直立，两手自然下垂，掌心贴于大腿，中指尖到达的地方，
　　　　　　按压有酸胀感处，即为此穴。

【功效主治】近治作用：治疗半身不遂、下肢痿痹、脚气。
　　　　　　特殊作用：治疗遍身瘙痒。

【常用配穴】可配血海、曲池、风池治疗风疹；可配阳陵泉、悬钟治
　　　　　　疗下肢痿痹。

【针刺方法】直刺 1~2 寸。

中渎　GB32

【歌诀记忆】风市下二寻中渎，髌底上五束后处。
　　　　　　下肢痿痹腰痛除，舒筋活络直刺入。

【穴名深意】中，中间；渎，水之大川。本经在太阳、阳明两经之间，
　　　　　　形如大川的大沟中，故名"中渎"。

【标准定位】在股部，腘横纹上 7 寸，髂胫束后缘。

【取穴技巧】坐位或直立，从风市直下量二横指，在两筋之间按压有
　　　　　　酸胀感处，即为此穴。

【功效主治】近治作用：治疗下肢痿痹麻木、半身不遂。

【常用配穴】可配环跳、阳陵泉治疗下肢痿痹。

【针刺方法】直刺 1~1.5 寸。

膝阳关　GB33

【歌诀记忆】膝阳关穴膝外现，股外上髁上凹陷。
　　　　　　腘筋挛急疼痛减，腿麻髌肿功效显。

【穴名深意】本穴当膝关节外侧，故名"膝阳关"。

【标准定位】在膝部，股骨外上髁后上缘，股二头肌腱与髂胫束之间
　　　　　　的凹陷中。

【取穴技巧】坐位，屈膝成90°，在膝盖外侧可摸到一突起之高骨，
　　　　　　即股骨外上髁，在该髁上方可触及一凹陷处，即为此穴。

【功效主治】近治作用：治疗膝腘肿痛挛急、小腿麻木。

【常用配穴】可配膝眼、阳陵泉治疗膝痛。

【针刺方法】直刺0.8~1寸。

☆阳陵泉　GB34
合穴，胆下合穴，八会穴之筋会

【歌诀记忆】腓骨小头之前缘，凹陷即为阳陵泉。
　　　　　　筋会善治胆腑患，口苦胁痛膝肿缓。

【穴名深意】穴在膝下外侧，腓骨上端，髁突下，孔穴甚深，可透阴
　　　　　　之陵泉。本穴即《内经》所谓"阳之陵泉"也，故名"阳
　　　　　　陵泉"。

【标准定位】在小腿外侧，腓骨头前下方凹陷中。

【取穴技巧】坐位，屈膝成90°，膝关节下方，腓骨小头前缘与下缘
　　　　　　交叉处有一凹陷，即为此穴。

【功效主治】近治作用：治疗半身不遂、下肢痿痹。
　　　　　　远治作用：治疗小儿惊风、胁肋疼痛、口苦、呕吐、黄疸。

【常用配穴】可配环跳、委中、悬钟治疗下肢痿痹；可配支沟治疗胁
　　　　　　肋疼痛。

【针刺方法】直刺1~1.5寸。

阳交　GB35
阳维脉郄穴

【歌诀记忆】外踝上七寻阳交，腓骨后缘处寻找。
　　　　　　咽肿胸满转筋饶，疏肝定惊癫狂疗。

【穴名深意】足三阳与阳维脉四经之交会处，故名"阳交"。

【标准定位】在小腿外侧，外踝尖上7寸，腓骨后缘。

【取穴技巧】坐位或仰卧位，从外踝尖与腘横纹头连线中点，向下量一横指，当腓骨后缘处，即为此穴。

【功效主治】近治作用：治疗下肢痿痹、转筋。
　　　　　　远治作用：治疗胸胁胀满、咽喉肿痛。
　　　　　　特殊作用：治疗癫狂、抽搐。

【常用配穴】可配太冲治疗胸胁胀痛。

【针刺方法】直刺1~1.5寸。

外丘　GB36
郄穴

【歌诀记忆】外踝上七平阳交，外丘腓骨前缘找。
　　　　　　郄穴癫狂痫急证，下肢痿痹胸胀闷。

【穴名深意】穴在下肢外侧，人当努力时肌肉隆起之处，与足阳明之丰隆，同在一条肉棱，故与丰隆之丰满凸起，名义略同，故名"外丘"。

【标准定位】在小腿外侧，外踝尖上7寸，腓骨前缘。

【取穴技巧】正坐或仰卧位，从外踝尖与腘横纹头连线中点，向下量一横指，当腓骨前缘处，即为此穴。

【功效主治】近治作用：治疗下肢痿痹。
　　　　　　远治作用：治疗项强、胸胁胀满。
　　　　　　特殊作用：治疗癫狂痫。

【常用配穴】可配风池、后溪治疗项强。

【针刺方法】直刺1~1.5寸。

☆光明　GB37

络穴

【歌诀记忆】腓骨前缘踝上五，目痛夜盲光明主。

　　　　　　络穴乳胀乳少属，膝痛肢痿直刺入。

【穴名深意】本穴功在于目，能治目痛、夜盲，故名"光明"。光明
　　　　　　为本经之络穴，与足厥阴之蠡沟相应。光明喻珠光之放，
　　　　　　蠡沟犹蚌壳之收，两穴相契，母子攸关。

【标准定位】在小腿外侧，外踝尖上5寸，腓骨前缘。

【取穴技巧】正坐或仰卧位，取外踝尖到腘横纹头的中点，从此中点往
　　　　　　下量四横指，在小腿外侧骨头（腓骨）前缘处，即为此穴。

【功效主治】近治作用：治疗下肢痿痹。

　　　　　　远治作用：治疗目痛、夜盲、近视、乳房胀痛、乳少。

【常用配穴】可配睛明、承泣、瞳子髎治疗目痛；可配足临泣治疗回乳；
　　　　　　可配肝俞、肾俞治疗夜盲。

【针刺方法】直刺1~1.5寸。

阳辅　GB38

经穴

【歌诀记忆】阳辅踝上四寸许，腓骨前缘临近取。

　　　　　　咽肿胁胀下肢痿，直刺八分治瘰疬。

【穴名深意】腓骨，为胫骨之辅，古称辅骨。本穴傍于辅骨外侧，外
　　　　　　为阳，故称"阳辅"。

【标准定位】在小腿外侧，外踝尖上4寸，腓骨前缘。

【取穴技巧】正坐或仰卧位，从外踝尖与腘横纹头连线分成4等份，
　　　　　　由下1/4与上3/4交点，当腓骨前缘稍前方处，即为此穴。

【功效主治】近治作用：治疗下肢痿痹、半身不遂。

远治作用：治疗偏头痛、目外眦痛、咽喉肿痛、瘰疬、胸胁胀痛。

【常用配穴】可配环跳、阳陵泉治疗下肢外侧痛。

【针刺方法】直刺 0.8~1 寸。

☆悬钟　GB39
八会穴之髓会

【歌诀记忆】外踝上三悬钟取，腓骨前缘髓会居。
　　　　　　头晕腹满无食欲，中风偏瘫均可愈。

【穴名深意】本经循人体两侧向下垂行，未及于足，有如悬象，昔日小儿此处常悬带响铃似钟而得名，故名"悬钟"。

【标准定位】在小腿外侧，外踝尖上 3 寸，腓骨前缘。

【取穴技巧】坐位或侧卧位，从外踝尖直上量四横指，小腿外侧骨（腓骨）前缘，即为此穴。

【功效主治】近治作用：治疗下肢痿痹、脚气、半身不遂。
　　　　　　远治作用：治疗项强、胸胁胀痛、咽喉肿痛、痔疾、偏头痛、腹满。

【常用配穴】可配天柱、后溪治疗项强；可配风池治疗眩晕。

【针刺方法】直刺 0.8~1 寸。

☆丘墟　GB40
原穴

【歌诀记忆】丘墟外踝前下找，趾长伸肌外侧凹。
　　　　　　疝疝目翳足下垂，胁痛腋肿经气随。

【穴名深意】踝突如丘，跗肉漫凸如墟，穴在二者之间，故名"丘墟"。

【标准定位】在踝区，外踝的前下方，趾长伸肌腱的外侧凹陷中。

【取穴技巧】正坐或仰卧位，取足外踝前缘垂线与下缘水平线的交点，按压有凹陷处，即为此穴。

【功效主治】近治作用：治疗下肢痿痹、踝痛。

远治作用：治疗目赤肿痛、目翳、胸胁胀痛、颈项痛。

特殊作用：治疗疟疾。

【常用配穴】可配昆仑、申脉治疗外踝肿痛。

【针刺方法】直刺 0.5~0.8 寸。

☆足临泣　GB41

输穴，八脉交会穴，通于带脉

【歌诀记忆】四五跖骨结合前，跗痛乳痛头晕眩。

临泣明目疏肝胆，疟疾瘰疬功效显。

【穴名深意】泣，与涩通，义凝滞也，即不爽利也，故名"临泣"。

以其在足，故名"足临泣"。

【标准定位】在足背，第 4、5 跖骨底结合部的前方，第 5 趾长伸肌腱外侧凹陷中。

【取穴技巧】正坐或仰卧位，小趾向上翘起，在足背第 4、5 跖骨间可触及一条索状筋（第 5 趾长伸肌腱），在此筋外侧缘，足第 4、5 跖骨结合部前方可触及一凹陷处，即为此穴。

【功效主治】近治作用：治疗足跗疼痛。

远治作用：治疗月经不调、遗溺、乳痛、瘰疬、目赤肿痛、胁肋疼痛、偏头痛。

特殊作用：治疗疟疾。

【常用配穴】可配外关、风池、太阳治疗偏头痛；可配光明治疗乳房胀痛。

【针刺方法】直刺 0.3~0.5 寸。

地五会　GB42

【歌诀记忆】地五会于临泣前，穴居四五跖骨间。
　　　　　　目赤耳痛胸胁满，跗肿乳痈腋痛缓。

【穴名深意】凡两经相交处之穴，曰会。本穴为足少阳之气，与其他
　　　　　　五经之气会合处也。以此之一，会彼之五，足方象地，
　　　　　　故名"地五会"。

【标准定位】在足背，第4、5跖骨间，第4跖趾关节近端凹陷中。

【取穴技巧】正坐或仰卧位，小趾向上翘起。在足背第4、5跖骨间可
　　　　　　触及第5趾长伸肌腱，在此肌腱的内侧缘凹陷处，即为
　　　　　　此穴。

【功效主治】近治作用：治疗足背肿痛。
　　　　　　远治作用：治疗头痛、目赤、耳鸣、腋下肿、乳痈。

【常用配穴】可配乳根、膻中、足三里治疗乳痈。

【针刺方法】直刺0.3~0.5寸。

☆侠溪　GB43
荥穴

【歌诀记忆】蹼缘纹头定侠溪，头痛眩晕与耳疾。
　　　　　　跗肿乳痈胸胁痛，清头明目耳复聪。

【穴名深意】穴在足小趾次趾间夹隙中，如谷侠两旁，形似溪涧，故
　　　　　　名"侠溪"。

【标准定位】在足背，第4、5趾间，趾蹼缘后方赤白肉际处。

【取穴技巧】正坐或仰卧位，在足背第4、5趾之间连接处的缝纹头，
　　　　　　按压有酸胀感处，即为此穴。

【功效主治】近治作用：治疗足痛。

远治作用：治疗头痛、目眩、耳鸣、耳聋、目赤肿痛、胁肋疼痛、乳痈。

特殊作用：治疗热病。

【常用配穴】可配支沟、阳陵泉治疗胸胁胀痛。

【针刺方法】直刺 0.3~0.5 寸。

足窍阴　GB44
井穴

【歌诀记忆】四趾外侧甲根近，点刺泻热足窍阴。

头痛目赤及耳鸣，跗痛胁胀肝气平。

【穴名深意】穴名意指其治证与头窍阴大致相同也。

【标准定位】在足趾，第 4 趾末节外侧，趾甲根角侧后方 0.1 寸（指寸）。

【取穴技巧】正坐垂足或仰卧位，在第 4 趾外侧，由第 4 趾的趾甲外侧缘与下缘各作一垂线之交点处，即为此穴。

【功效主治】近治作用：治疗足痛。

远治作用：治疗头痛、目赤肿痛、耳聋、咽喉肿痛、胁痛。

特殊作用：治疗热病、失眠。

【常用配穴】可配少商、商阳治疗喉痹。

【针刺方法】浅刺 0.1 寸，或点刺出血。

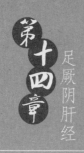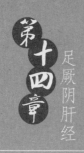

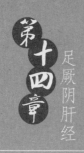第十四章 足厥阴肝经

第一节　足厥阴肝经经脉循行和主治

经脉循行	肝足厥阴之脉，起于大指丛毛之际，上循足跗上廉，去内踝一寸，上踝八寸，交出太阴之后，上腘内廉，循股阴，入毛中，环阴器，抵小腹，挟胃，属肝，络胆，上贯膈，布胁肋，循喉咙之后，上入颃颡，连目系，上出额，与督脉会于巅。 其支者，从目系下颊里，环唇内。 其支者，复从肝，别贯膈，上注肺
循行白话解	足厥阴肝经起于足大趾背毫毛部，沿着足背内侧上行，经过内踝前1寸处，向上行小腿内侧，至内踝上8寸处，与足太阴脾经相交之后，上行腘内侧，沿着大腿内侧，进入阴毛中，环绕阴部，上达小腹，挟胃旁，属于肝，络于胆，向上通过横膈，分布于胁肋，沿着喉咙的后面，向上进入鼻咽部，连接于"目系"（眼球连系于脑的部位），向上出于前额，与督脉会合于巅顶。 "目系"支脉：从"目系"下行颊里，环绕唇内。 肝部支脉：从肝分出，通过横膈，向上流注于肺，与手太阴肺经相接
脏腑联络	属肝，络胆，与胃、肺、咽喉、外阴、目、脑等有联系
经脉主治	肝脏疾患	呕吐，气逆，泻痢，高血压，中风，小儿高热惊厥等
	泌尿生殖系统疾患	月经不调，痛经，崩漏，遗精，阳痿，遗尿，癃闭，疝气等
	经脉循行部位的疾患	目赤肿痛，下肢内侧疼痛，麻木等

第二节　足厥阴肝经腧穴

【歌诀记忆】一十四穴足厥阴，大敦行间太冲侵。

　　　　　中封蠡沟中都近，膝关曲泉阴包临。

　　　　　五里阴廉急脉穴，章门长对期门深。

☆大敦　LR1
井穴

【歌诀记忆】大敦大趾末节外，甲根关节之间裁。

　　　　　浅刺泄热癫狂痫，阴病遗尿阴挺疝。

【穴名深意】穴当大趾之端，其处敦厚，故名"大敦"。

【标准定位】在足趾，大趾末节外侧，趾甲根角侧后方0.1寸（指寸）。

【取穴技巧】仰卧位或坐位，于足大趾背外侧，从大趾的趾甲外侧缘与基底部各作一线，其交点处，即为此穴。

【功效主治】远治作用：治疗疝气、遗尿、月经不调、闭经、崩漏、阴挺、癫痫、小儿惊风、神昏。

【常用配穴】可配太冲、气海治疗疝气。

【针刺方法】斜刺0.1~0.2寸，或点刺出血。

☆行间　LR2
荥穴

【歌诀记忆】行间一二足趾间，跖趾关节前凹陷。

　　　　　阴茎疼痛经病带，目病癫痫遗尿疝。

【穴名深意】行，足之用为行，气得行而通，滞得行而解，本穴为行走着力之处。间，病愈为病间。病得通行而告愈也，故名"行间"。

【标准定位】在足背，第1、2趾之间，趾蹼缘后方赤白肉际处。

【取穴技巧】仰卧位或坐位，第1、2足趾之间连接处的缝纹头，按压有凹陷处，即为此穴。

【功效主治】近治作用：治疗足膝肿痛。

远治作用：治疗头痛、目眩、目赤肿痛、青盲、口喝、胁痛、疝气、小便不利、崩漏、月经不调、痛经、带下病、癫痫、中风。

【常用配穴】可配耳尖、太阳治疗目赤肿痛。

【针刺方法】直刺0.5~0.8寸。

☆太冲　LR3
输穴，原穴

【歌诀记忆】一二跖骨结合前，太冲穴居足背陷。

输原主治肝阳亢，目痛胁痛及腹胀。

【穴名深意】本穴与冲阳傍近。进步抬足，首当其冲，故名之以"冲"。穴在跗上，足大趾次趾，歧骨间，以其近于大趾也，故名"太冲"。

【标准定位】在足背，第1、2跖骨间，跖骨底结合部前方凹陷中，或触及动脉搏动。

【取穴技巧】仰卧位或坐位，由第1、2足趾间缝纹头向足背推，至第1、2跖骨之间跖骨结合部前方，可感有一凹陷处，即为此穴。

【功效主治】近治作用：治疗下肢痿痹。

远治作用：治疗头痛、眩晕、目赤肿痛、口喝、胁痛、遗尿、疝气、崩漏、月经不调、癫痫、呃逆、小儿惊风。

【常用配穴】可配合谷治疗头痛、眩晕、小儿惊风。

【针刺方法】直刺0.5~0.8寸。

中封　LR4
经穴

【歌诀记忆】商丘解溪中间定，中封踝前跷足应。

疝气痉痛淋遗精，黄疸腹胀直刺病。

【穴名深意】聚土成凸为封。因在商丘、丘墟二凸之间，犹云中立于两封之间也，故名"中封"。

【标准定位】在踝区，内踝前，胫骨前肌腱的内侧缘凹陷中。商丘与解溪中间。

【取穴技巧】仰卧位或坐位，足大趾上翘，足背内侧可见一大筋（胫骨前肌腱），在其内侧，足内踝前下方可触及一凹陷处，即为此穴。

【功效主治】近治作用：治疗内踝肿痛。

远治作用：治疗疝气、遗精、小便不利、少腹痛。

【常用配穴】可配解溪、昆仑治疗足踝肿痛。

【针刺方法】直刺 0.5~0.8 寸。

☆蠡沟　LR5
络穴

【歌诀记忆】踝上五寸胫之内，骨之中央蠡沟位。

阴痒经带儿遗溺，胫瘘睾肿和疝气。

【穴名深意】蠡，瓢也。穴在腓肠肌肌腹和胫骨内侧面之间，形似瓢缘处之沟中，故名"蠡沟"。

【标准定位】在小腿内侧，内踝尖上 5 寸，胫骨内侧面的中央。

【取穴技巧】仰卧位或坐位，从内踝尖垂直向上量四横指，再直上量二横指（拇指），从胫骨内侧缘凹陷中，按压有酸胀感处，即为此穴。

【功效主治】远治作用：治疗小便不利、遗尿、月经不调、带下病。

【常用配穴】可配太冲、气海治疗疝气及睾丸肿痛。

【针刺方法】平刺 0.5~0.8 寸。

中都　LR6
郄穴

【歌诀记忆】中都内踝上七取，胫骨内面内缘续。

平刺五分泄泻愈，崩漏恶露疝气去。

【穴名深意】中，中间；都，聚也，又为统帅之意。穴名意指穴当小腿之中，为肝经脉气之都会与统帅肝经脉气之郄穴。

【标准定位】在小腿内侧，内踝尖上7寸，胫骨内侧面的中央。

【取穴技巧】仰卧位或坐位，髌尖与内踝尖连线中点下0.5寸，胫骨内侧面的中央，即为此穴。

【功效主治】远治作用：治疗疝气、崩漏、腹痛、泄泻、恶露不净。

【常用配穴】可配归来、太冲治疗疝气。

【针刺方法】平刺0.5~0.8寸。

膝关　LR7

【歌诀记忆】阴陵后一取膝关，胫骨内髁下方唤。

腹痛疝气针刺管，膝痛下肢痿痹患。

【穴名深意】穴在膝关节处也。治膝关节病，调其屈伸。膝为人身关节之最大者，故名"膝关"。

【标准定位】在膝部，胫骨内侧髁的下方，阴陵泉后1寸。

【取穴技巧】正坐或仰卧屈膝，先取胫骨内侧髁下缘的阴陵泉，再由阴陵泉向后方量一横指，可触及一凹陷处，即为此穴。

【功效主治】近治作用：治疗膝股痛、下肢痿痹。

【常用配穴】可配梁丘、膝眼治疗膝膑肿痛。

【针刺方法】直刺1~1.5寸。

☆ 曲泉　LR8
合穴

【歌诀记忆】 屈膝纹头上凹旋，内髁后缘为曲泉。
　　　　　　阴病惊狂经不调，活血化瘀膝肿消。

【穴名深意】 穴在阴谷之前，屈膝横纹内侧端，凹处，故名"曲泉"。

【标准定位】 在膝部，屈膝，当膝关节内侧面横纹内侧端，股骨内侧髁
　　　　　　的后缘，半腱肌与半膜肌止端的前缘凹陷处。

【取穴技巧】 屈膝端坐，双腿略张开，在膝内侧可摸一高骨（股骨内
　　　　　　侧髁），从高骨向后，可触及两筋（半腱肌、半膜肌），
　　　　　　在高骨后缘、两筋前方，腘横纹头上方凹陷，按压有酸
　　　　　　胀感处，即为此穴。

【功效主治】 近治作用：治疗膝痛、下肢痿痹。
　　　　　　远治作用：治疗腹痛、小便不利、遗精、阴痒、月经不调、
　　　　　　痛经、带下病、惊狂。

【常用配穴】 可配中极、阴陵泉治疗小便不利。

【针刺方法】 直刺 1~1.5 寸。

阴包　LR9

【歌诀记忆】 髌底上四穴阴包，调畅经血理下焦。
　　　　　　小便不利痛及尻，遗尿痛经效果好。

【穴名深意】 包，与胞、脬俱通。本穴在膝上，以功用攸关而得名也，
　　　　　　故名"阴包"。

【标准定位】 在股前区，髌底上 4 寸，股薄肌与缝匠肌之间。

【取穴技巧】 坐位或站位，大腿稍外展，用力收缩肌肉，显露出明显的
　　　　　　缝匠肌，由股骨内侧髁向上量四横指后（约 3 寸），再
　　　　　　由上量一横指，缝匠肌与股薄肌之间，按压有酸胀感处，
　　　　　　即为此穴。

【功效主治】近治作用：治疗腰骶痛引小腹。

远治作用：治疗小便不利、月经不调、带下病。

【常用配穴】可配气海、中极、肾俞治疗遗尿。

【针刺方法】直刺 1~1.5 寸。

足五里　LR10

【歌诀记忆】气冲直下三寸处，动脉搏动五里触。

尿闭腹胀与阴挺，睾肿倦怠嗜卧醒。

【穴名深意】此乃下肢与五脏在里诸病有关的孔穴，与手五里及手足三里互相应对，故名"足五里"。

【标准定位】在股前区，气冲直下 3 寸，动脉搏动处。

【取穴技巧】仰卧，伸足，从耻骨联合上缘的中点旁开三横指，再直下量四横指，按压有动脉搏动感处，即为此穴。

【功效主治】近治作用：治疗小腹痛、小便不利、阴挺、睾丸肿痛。

【常用配穴】可配气海、太冲治疗睾丸肿痛。

【针刺方法】直刺 1~1.5 寸。

阴廉　LR11

【歌诀记忆】五里上方股内沿，一寸量取定阴廉。

直刺一寸效力显，经乱带下不孕痊。

【穴名深意】廉，侧也，隅也，又边际也。其处有筋核如羊矢，穴在筋核下方，妇人求子可灸之，故名"阴廉"。

【标准定位】在股前区，气冲直下 2 寸。

【取穴技巧】仰卧位，稍屈髋屈膝，外展，大腿抗阻力内收时显露出长收肌，沿其外缘，与耻骨联合上缘下 2 寸的交点处，即为此穴。

【功效主治】近治作用：治疗月经不调、带下病、小腹痛。

【常用配穴】可配归来、冲门治疗少腹疼痛。

【针刺方法】直刺 1~1.5 寸。

急脉　LR12

【歌诀记忆】联合上缘中点旁，二点五寸急脉藏。

　　　　　避开动脉要小心，腹痛疝气病外阴。

【穴名深意】急，拘急，急促。穴在腹股沟动脉搏动处，其动滑促，

　　　　　能舒前阴及下腹筋脉拘急诸病，故名"急脉"。

【标准定位】在腹股沟区，横平耻骨联合上缘，前正中线旁开 2.5 寸。

【取穴技巧】仰卧，伸足，沿下腹部前正中线垂直向下推，可触及耻

　　　　　骨联合，从耻骨联合上缘，当前正中线旁开 2.5 寸处，即

　　　　　为此穴。

【功效主治】近治作用：治疗疝气、少腹痛、阴挺。

【常用配穴】可配关元、归来治疗少腹痛。

【针刺方法】避开动脉，直刺 0.5~0.8 寸。

☆章门　LR13
脾募穴，八会穴之脏会

【歌诀记忆】章门穴居腹侧部，十一肋端下缘处。

　　　　　胁痛痞块找脾募，腹胀腹痛及呕吐。

【穴名深意】章，障也。本穴治癥、瘕、疝、痞及藏气郁结诸证。取之，

　　　　　犹开四章之门，以通痞塞之气也，故名"章门"。

【标准定位】在侧腹部，在第 11 肋游离端的下际。

【取穴技巧】正坐，屈肘合腋，肘尖所指，按压有酸胀感处，即为此穴。

【功效主治】近治作用：治疗腹痛、腹胀、泄泻、胁痛、痞块、黄疸。

【常用配穴】可配内关、阳陵泉治疗胸胁胀痛。

【针刺方法】斜刺 0.5~0.8 寸。

☆ 期门　LR14
肝募穴

【歌诀记忆】乳头直下六胁隙，期门肝募治喘逆。
　　　　　　斜刺五分胁痛止，乳痈泄泻效果奇。

【穴名深意】期，时也，会也；门，开也，通也。本穴为治血证之要穴，
　　　　　　血证以月经为最，月信有期，故名"期门"。

【标准定位】在胸部，第 6 肋间隙，前正中线旁开 4 寸。

【取穴技巧】仰卧位或正坐（女性取仰卧位），自乳头垂直向下推 2
　　　　　　个肋间隙，按压有酸胀感处，即为此穴。

【功效主治】近治作用：治疗胸胁胀痛、气喘、呃逆、腹胀、呕吐、乳痈。

【常用配穴】可配阳陵泉、中封治疗黄疸。

【针刺方法】斜刺或平刺 0.5~0.8 寸。

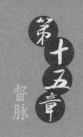

第十五章　督脉

第一节　督脉经脉循行和主治

经脉循行	督脉者，起于少腹以下骨中央，下出会阴，经长强，行行于后背正中，上至风府，入属于脑，上巅，循额，至鼻柱，经素髎、水沟，会手足阳明，至兑端，入龈交。 其少腹直上者，贯脐中央，上贯心，入喉，上颐，环唇，上系两目之下中央
循行白话解	督脉起于小腹以下骨中央，下出于会阴，经长强沿后背正中脊柱之内上行，达项后风府，进入脑内，上行巅顶，循前额正中线到鼻柱下端，下行人中沟，入上唇系带与齿龈相接处。 小腹直上脉：经过脐中，向上至心，到咽喉部，向上到下颌部，环绕口唇，至两目下中央
脏腑联络	与生殖器、脊髓、脑、鼻有联系
经脉主治	神志病	失眠，癫狂痫，昏迷
	热病	中暑，高热，感冒
	经脉循行部位的疾患	腰痛，项背痛，鼻渊

第二节　督脉腧穴

【歌诀记忆】督脉行脉之中行，二十九穴始长强。

　　　　　腰俞阳关入命门，悬枢脊中中枢长。

　　　　　筋缩至阳归灵台，神道身柱陶道开。

　　　　　大椎哑门连风府，脑户强间后顶排。

百会前顶通囟会，上星神庭素髎对。

水沟兑端在唇上，龈交上齿缝之内。

印堂奇穴归督脉。

☆长强　GV1
络穴

【歌诀记忆】尾骨尖端下方凹，骨前斜上莫穿透。

近治肠腑与腰骶，配伍百会可提气。

【穴名深意】长，长大，旺盛；强，强壮，充实。穴名意指经气与脊柱为人身强大的梁柱与肾气强健的象征。

【标准定位】在会阴区，尾骨下方，尾骨端与肛门连线的中点处。

【取穴技巧】俯卧屈膝，在尾骨端下方，尾骨端与肛门连线的中点。

【功效主治】近治作用：治疗泄泻、便秘、便血、痔疾、脱肛、腰痛、尾骶骨痛。

远治作用：治疗癫狂。

【常用配穴】可配百会治疗神志病、脱肛。

【针刺方法】斜刺，针尖向上与骶骨平行刺入0.5~1寸，不得刺穿直肠，以防感染，不宜灸。

腰俞　GV2

【歌诀记忆】长强上行越尾闾，骶裂孔处寻腰俞。

疏解腰背之郁滞，斜刺半寸治腰痹。

【穴名深意】俞，有通达传送之意。本穴如户下枢轴，可疏通腰部经气。

【标准定位】在骶区，正对骶管裂孔，后正中线上。

【取穴技巧】俯卧位，先取尾骨上方左右的骶骨，再取两骶角下缘的连线与后正中线的交点处。

【功效主治】近治作用：治疗月经不调、痔疾、腰背痛、下肢痿痹。

【常用配穴】可配长强、居髎治疗腰脊冷痛。

【针刺方法】向上斜刺 0.5~1 寸。

☆腰阳关　GV3

【歌诀记忆】腰阳关与髂嵴齐，斜刺灸法均可施。
　　　　　　虚寒劳损灸法宜，温补肾阳强腰膝。

【穴名深意】腰阳关两旁为足太阳之大肠俞，"阳关"被认为是督脉
　　　　　　与足太阳经交通之隘道，故名"腰阳关"。

【标准定位】在脊柱区，第 4 腰椎棘突下凹陷中，后正中线上。

【取穴技巧】正坐或俯卧位，髂嵴最高点连线与后正中线下方可触及
　　　　　　一凹陷，按压有酸胀感处，即为此穴。

【功效主治】近治作用：治疗月经不调、遗精、阳痿、腰骶痛。

【常用配穴】可配肾俞、命门治疗腰脊痛、四肢厥冷。

【针刺方法】向上微斜刺 0.6~1 寸。

☆命门　GV4

【歌诀记忆】命门横平肾俞穴，腰痛遗尿阳痿泻。
　　　　　　月经不调痛经带，温阳常与阳关配。

【穴名深意】本穴位于肾俞穴之中间，犹居于两肾脏之间也，中医称
　　　　　　两肾之间为生命之门，简称"命门"。

【标准定位】在脊柱区，第 2 腰椎棘突下凹陷中，后正中线上。

【取穴技巧】正坐或俯卧位，取一线过脐水平绕腰腹一周，该线与后
　　　　　　正中线交点处，按压有凹陷处，即为此穴。

【功效主治】近治作用：治疗腰痛、少腹痛、脊强、阳痿、赤白带下、
　　　　　　下肢痿痹。

【常用配穴】可配腰阳关灸治疗肾虚寒证。

【针刺方法】向上斜刺 0.5~1 寸。

悬枢　GV5

【歌诀记忆】命门上行定悬枢，腰一突下斜刺入。
　　　　　　腰脊强直屈伸难，腹痛泄泻均可安。

【穴名深意】悬，托空不着之处；枢，致动之机。仰卧位时，腰脊处
　　　　　　约有数寸悬空，本穴位于此处之上端，两条膂脊之间。

【标准定位】在脊柱区，第 1 腰椎棘突下凹陷中，后正中线上。

【取穴技巧】正坐或俯卧位，先确定命门的位置，再从命门沿后正中
　　　　　　线向上摸 1 个椎体（第 1 腰椎），其棘突下凹陷处，即
　　　　　　为此穴。

【功效主治】近治作用：治疗腹痛、泄泻、腰脊强痛。

【常用配穴】可配委中、肾俞治疗腰脊强痛；可配天枢、中脘治疗食
　　　　　　积腹胀。

【针刺方法】向上微斜刺 0.5~1 寸。

脊中　GV6

【歌诀记忆】十一椎下定脊中，癫痫黄疸腹胀痛。
　　　　　　腹泻脱肛痔疮痫，腰脊强直悬枢同。

【穴名深意】本穴当背部 11 椎之下，为脊椎全数之折中，故名"脊中"。

【标准定位】在脊柱区，第 11 胸椎棘突下凹陷中，后正中线上。

【取穴技巧】正坐或俯卧位，从两侧肩胛下角连线与后正中线相交处
　　　　　　垂直向下摸 4 个椎体（第 11 胸椎），其棘突下凹陷处，
　　　　　　即为此穴。

【功效主治】近治作用：治疗腰背强痛、泄泻、黄疸。

远治作用：治疗痔疮、脱肛。

特殊作用：治疗小儿疳积、癫痫。

【常用配穴】可配足三里、中脘、建里治疗腹满食少。

【针刺方法】向上微斜刺 0.5~1 寸。

中枢　GV7

【歌诀记忆】十一椎上中枢点，平对胆俞阳纲穴。

斜刺五分舒筋络，腰背疼痛及胃脘。

【穴名深意】本穴在第11椎之上，亦属脊骨中部枢要处，故名"中枢"。

【标准定位】在脊柱区，第10胸椎棘突下凹陷中，后正中线上。

【取穴技巧】正坐或俯卧位，从两侧肩胛下角连线与后正中线相交处垂直向下摸 3 个椎体（第10胸椎），其棘突下凹陷处，即为此穴。

【功效主治】近治作用：治疗腰背痛、黄疸、呕吐、腹满。

【常用配穴】可配脊中、悬枢、至阳、筋缩治疗消化系统疾患。

【针刺方法】向上微斜刺 0.5~1 寸。

☆筋缩　GV8

【歌诀记忆】九胸突下筋缩现，一寸五旁平肝俞。

舒筋止痉肝阳潜，腰背胃痛及癫痫。

【穴名深意】本穴正当背部大方肌之下角，逐渐狭缩之下，故名"筋缩"。

【标准定位】在脊柱区，第9胸椎棘突下凹陷中，后正中线上。

【取穴技巧】正坐或俯卧位，从两侧肩胛下角连线与后正中线相交处垂直向下摸 2 个椎体（第9胸椎），其棘突下凹陷处，即为此穴。

【功效主治】近治作用：治疗脊强。

　　　　　　远治作用：治疗小儿惊风、抽搐、癫狂痫。

【常用配穴】可配阳陵泉、行间治疗筋挛拘急。

【针刺方法】向上微斜刺 0.5~1 寸。

☆至阳　GV9

【歌诀记忆】七胸突下取至阳，平对膈俞应膈肌。

　　　　　　除疟却疸治神疲，四肢酸痛及腰脊。

【穴名深意】至，达也，又极也。人身以背为阳，而横膈以下为阳中之阴，横膈以上为阳中之阳。阳中之阳，即阳之至也，故名"至阳"。

【标准定位】在脊柱区，第 7 胸椎棘突下凹陷中，后正中线上。

【取穴技巧】正坐或俯卧位，取一线过两侧肩胛下角水平绕胸背一周，在该线与后正中线的交点，按压有凹陷处，即为此穴。

【功效主治】近治作用：治疗腰脊强。

　　　　　　特殊作用：治疗黄疸。

【常用配穴】可配曲池、阳陵泉、脾俞治疗黄疸；可配大椎泻实热。

【针刺方法】向上微斜刺 0.5~1 寸。

灵台　GV10

【歌诀记忆】六胸突下灵台应，斜刺五分通神灵。

　　　　　　咳嗽气喘项背痛，疔疮风疹邪毒清。

【穴名深意】古代灵台为君主宣德布政之地。心为君主之官，神明出焉，本穴内应神志，故名"灵台"。

【标准定位】在脊柱区，第 6 胸椎棘突下凹陷中，后正中线上。

【取穴技巧】正坐或俯卧位，从两侧肩胛下角连线与后正中线相交处
　　　　　垂直向上摸1个椎体（第6胸椎），其棘突下凹陷处，
　　　　　即为此穴。

【功效主治】近治作用：治疗脊痛、项强、咳嗽、气喘。
　　　　　特殊作用：治疗疔疮。

【常用配穴】可配合谷、委中治疗疔疮、风疹。

【针刺方法】向上斜刺0.5~1寸。

───────── **神道** GV11 ─────────

【歌诀记忆】五胸突下神道应，旁平心俞专神机。
　　　　　失眠健忘兼惊悸，头痛咳嗽均可止。

【穴名深意】神，气之伸者；道，行之通者。督脉之气，升而上通，
　　　　　行而直达。本穴旁平心俞，心藏神，故名"神道"。

【标准定位】在脊柱区，第5胸椎棘突下凹陷中，后正中线上。

【取穴技巧】正坐或俯卧位，从两侧肩胛下角连线与后正中线相交处
　　　　　垂直向上摸2个椎体（第5胸椎），其棘突下凹陷处，
　　　　　即为此穴。

【功效主治】近治作用：治疗脊背强痛、悲愁、惊悸。
　　　　　远治作用：治疗头痛、健忘。

【常用配穴】可配神门治疗健忘、惊悸。

【针刺方法】向上微斜刺0.5~1寸。

───────── ☆ **身柱** GV12 ─────────

【歌诀记忆】三胸突下身柱点，下承神道傍风门。
　　　　　身热惊风谵语癫，补虚息风安心神。

【穴名深意】身，身体也；柱，支柱也。本穴承神道之气，循督上升，正而且直，故名"身柱"。

【标准定位】在脊柱区，第3胸椎棘突下凹陷中，后正中线上。

【取穴技巧】正坐或俯卧位，从两侧肩胛下角连线与后正中线相交处垂直向上摸4个椎体（第3胸椎），其棘突下凹陷处，即为此穴。

【功效主治】近治作用：治疗腰背痛、咳嗽、气喘。

特殊作用：治疗身热、癫狂、惊风。

【常用配穴】可配水沟、内关治疗癫狂痫。

【针刺方法】向上微斜刺 0.5~1 寸。

陶道　GV13

【歌诀记忆】一胸突下陶道应，督脉足太阳之会。

解表安神刺五分，脊强头痛疟热病。

【穴名深意】陶，陶丘，陶然；道，道路。穴名意指椎体依次高起状如陶丘，且有舒畅情志的陶然之用。

【标准定位】在脊柱区，第1胸椎棘突下凹陷中，后正中线上。

【取穴技巧】正坐或俯卧位，先确定大椎的位置，自大椎往下推1个椎体（第1胸椎），其棘突下凹陷处，即为此穴。

【功效主治】近治作用：治疗脊强。

特殊作用：治疗寒热、疟疾、骨蒸。

【常用配穴】可配大椎、间使、后溪治疟疾。

【针刺方法】向上微斜刺 0.5~1 寸。

☆大椎 GV14

【歌诀记忆】退热泻实取大椎，手足三阳督脉会。
　　　　　调益阳气之总纲，项强喘疟热癫狂。

【穴名深意】本穴在颈7椎之下，而颈7椎为颈背椎骨最大者，故
　　　　　名"大椎"。

【标准定位】在脊柱区，第7颈椎棘突下凹陷中，后正中线上。

【取穴技巧】坐位或俯卧位，低头，可见颈背部交界处椎骨有一高突，
　　　　　并能随颈部左右摆动而转动者即是第7颈椎，其棘突下
　　　　　凹陷处，即为此穴。

【功效主治】近治作用：治疗脊痛、项强、咳嗽、气喘、骨蒸。
　　　　　特殊作用：治疗热病、疟疾、寒热。

【常用配穴】可配曲池治疗高血压；可配行间治疗睑腺炎；可配膈俞、
　　　　　脾俞治疗化疗后白细胞减少症；可配合谷增强容易感冒
　　　　　者的抵抗力。

【针刺方法】直刺0.5~1寸。

☆哑门 GV15

【歌诀记忆】入发五分凹陷是，下颌方向缓慢刺。
　　　　　回阳九针治暗证，舌强鼻衄项强急。

【穴名深意】本穴内应舌咽，主治暗证。刺之使发音，故名"哑门"。

【标准定位】在颈后区，第2颈椎棘突上际凹陷中，后正中线上。

【取穴技巧】正坐低头或俯卧位，从后发际正中直上半横指，按压有酸
　　　　　胀感处，即为此穴。

【功效主治】近治作用：治疗暴暗、舌缓、舌强不语、鼻衄、头痛、
　　　　　项强、脊痛。

【常用配穴】可配人中、廉泉治疗舌强不语、暴暗、咽喉炎。

【针刺方法】直刺或向下斜刺 0.5~1 寸，不可向上斜刺或深刺。因为深部接近延髓，必须严格掌握针刺的角度和深度。

☆ **风府** GV16

【歌诀记忆】枕骨粗隆下风府，针尖向下缓刺入。
癫狂眩晕舌不语，项强偏瘫及鼻衄。

【穴名深意】本穴在脊关节之最上，与风池、翳风相平，本穴居其正中，犹统领风穴之衙府也，故名"风府"。

【标准定位】在颈后区，枕外隆凸直下，两侧斜方肌之间凹陷中。

【取穴技巧】正坐低头或俯卧位，于枕部可摸到一突出的隆突（枕外隆凸），在该隆起下、后发际两条大筋（斜方肌）之间可触及一凹陷，按压有酸胀感处，即为此穴。

【功效主治】近治作用：治疗脊痛、项强、头痛、眩晕、癫狂。
远治作用：治疗咽喉肿痛、鼻衄、暴暗。
特殊作用：治疗中风、半身不遂。

【常用配穴】可配风市治疗寒伤肌肤筋络。

【针刺方法】直刺或向下斜刺 0.5~1 寸，不可深刺，以免伤及深部延髓。

脑户 GV17

【歌诀记忆】枕骨粗隆上缘部，平刺五分醒头目。
头痛眩晕癫狂痫，项强喑哑针刺痊。

【穴名深意】本穴为入脑之门，且足太阳之脉亦由本穴"上额交巅入络脑，还出别下项"，故名"脑户"。

【标准定位】在头部，枕外隆凸的上缘凹陷中。

【取穴技巧】正坐低头或俯卧位，在枕部可摸到一突出的隆起（枕外

隆凸），在该隆起的上缘可触及一凹陷，按压有酸痛感处，
即为此穴。

【功效主治】近治作用：治疗脊痛、项强、癫狂痫、眩晕。

【常用配穴】可配通天、脑空治疗头重痛。

【针刺方法】平刺 0.5~0.8 寸。

强间 GV18

【歌诀记忆】脑户直上一点五，百会风府中点处。
　　　　　　头痛眩晕及呕吐，颈项强痛难回顾。

【穴名深意】本穴在后颅硬骨下缘，因其头骨坚硬，故名"强间"。

【标准定位】在头部，后发际正中直上 4 寸。

【取穴技巧】正坐伏案低头或俯卧位，在枕部可摸到一突出的隆起（枕
　　　　　　外隆凸），在该隆起的上缘可触及一凹陷，从此凹陷沿
　　　　　　正中线向上二横指，按压有酸痛感处，即为此穴。

【功效主治】近治作用：治疗头痛、癫狂痫、项强。

【常用配穴】可配后溪、至阴治疗后头痛、目眩。

【针刺方法】平刺 0.5~0.8 寸。

后顶 GV19

【歌诀记忆】后顶寸五接强间，主治头痛与目眩。
　　　　　　头颈强痛及失眠，平刺五分效可验。

【穴名深意】穴在巅顶之后，与前顶相对而言之，故名"后顶"。

【标准定位】在头部，后发际正中直上 5.5 寸。

【取穴技巧】正坐或俯卧位，先确定百会的位置，再从百会沿正中线
　　　　　　向后二横指处，即为此穴。

【功效主治】近治作用：治疗头痛、眩晕、癫狂痫、项强。

【常用配穴】可配率谷、太阳治疗偏头痛。

【针刺方法】平刺 0.5~0.8 寸。

☆百会　GV20

【歌诀记忆】耳尖直上百会定，回阳固脱安神志。
　　　　　　中风脱肛及阴挺，头目诸疾均可医。

【穴名深意】穴在人体至高正中之处。"天脑者，一身之宗，百神之
　　　　　　会"，故名"百会"。

【标准定位】在头部，前发际正中直上 5 寸。

【取穴技巧】正坐或俯卧位，取两耳尖连线与头正中线相交，按压有
　　　　　　凹陷处，即为此穴。

【功效主治】近治作用：治疗头痛、眩晕、中风神昏、痴呆。
　　　　　　远治作用：治疗鼻塞。
　　　　　　特殊作用：治疗耳鸣、脱肛、阴挺。

【常用配穴】可配列缺治疗鼻塞；可配印堂治疗精神抑郁症；可配四神
　　　　　　聪治疗遗尿；可配廉泉、风池治疗癔症性失语。

【针刺方法】平刺 0.5~0.8 寸。

前顶　GV21

【歌诀记忆】百会穴前一寸半，前顶偏额后顶项。
　　　　　　平刺五分止鼻渊，头痛癫痫效可彰。

【穴名深意】穴在巅顶之前，与后顶相对而言之，故名"前顶"。前
　　　　　　顶偏于治额，后顶偏于治项也。

【标准定位】在头部，前发际正中直上 3.5 寸。

【取穴技巧】正坐或俯卧位，先确定百会的位置，再由百会向前二横
　　　　　　指处，即为此穴。

【功效主治】近治作用：治疗头痛、眩晕、小儿惊风、癫痫。

远治作用：治疗鼻渊。

【常用配穴】可配后顶、颔厌治疗偏头痛。

【针刺方法】平刺 0.5~0.8 寸。

囟会　GV22

【歌诀记忆】直上二寸发际中，平刺禁针囟未全。

头痛惊悸与面肿，效及鼻疾与目眩。

【穴名深意】囟，囟门；会，聚会。穴名意指为经气在囟部聚会之处。

【标准定位】在头部，前发际正中直上 2 寸。

【取穴技巧】正坐或仰卧位，从前发际正中直上三横指处，即为此穴。

【功效主治】近治作用：治疗头痛、眩晕、癫痫。

远治作用：治疗鼻塞、鼻衄。

【常用配穴】可配头维、太阳、合谷治疗头痛目眩。

【针刺方法】平刺 0.5~0.8 寸，小儿前囟未闭者禁针。

☆上星　GV23

【歌诀记忆】发际直上一寸深，平刺五分头目清。

癫狂疟热及鼻病，目不远视效若神。

【穴名深意】上，指头部；星，指精气。本穴在前头部正中，正为阳经所聚之处，故名“上星”。

【标准定位】在头部，前发际正中直上 1 寸。

【取穴技巧】正坐或仰卧位，从前发际正中直上一横指处，即为此穴。

【功效主治】近治作用：治疗头痛、癫狂。

远治作用：治疗目痛、鼻渊、鼻衄。

特殊作用：治疗疟疾、热病。

【常用配穴】可配合谷、太冲治疗头目痛。

【针刺方法】平刺 0.5~1 寸。

☆ 神庭　GV24

【歌诀记忆】发际直上五分整，神识之证取神庭。
癫痫惊悸失眠症，眩晕鼻炎及热病。

【穴名深意】神，指脑之元神；庭，宫庭，庭堂。此乃脑神所居之高
贵处也，故名"神庭"。

【标准定位】在头部，前发际正中直上 0.5 寸。

【取穴技巧】正坐或仰卧位，从前发际正中直上一横指，拇指指甲中点
处，即为此穴。

【功效主治】近治作用：治疗头痛、眩晕、癫狂痫。
远治作用：治疗鼻渊、鼻衄。
特殊作用：治疗呕吐。

【常用配穴】可配太冲、太溪治疗肝阳上亢型头痛、眩晕、失眠等。

【针刺方法】平刺 0.5~0.8 寸。

素髎　GV25

【歌诀记忆】素髎鼻尖正中央，善治鼻病疗效彰。
向上斜刺零点五，昏迷惊厥可退让。

【穴名深意】素，白色与高洁之意；髎，为骨隙之狭小者。本穴在鼻
尖正中缝隙中，且在养生静坐时此处能出现白影，故名
"素髎"。

【标准定位】在面部，鼻尖的正中央。

【取穴技巧】正坐或仰卧位，在面部鼻尖的正中央（最高点）处，即
为此穴。

【功效主治】近治作用：治疗鼻渊、鼻衄、鼻塞、鼻息肉、酒渣鼻。
特殊作用：治疗昏迷、惊厥、新生儿窒息。

【常用配穴】可配迎香、合谷治疗鼻渊。

【针刺方法】向上斜刺 0.3~0.5 寸，或点刺出血。

☆水沟　GV26

【歌诀记忆】人中沟分三等份，最上一份水沟认。
　　　　　指甲按掐或浅刺，息风开窍把病镇。

【穴名深意】水，水液，涕液。本穴在鼻柱下，人中沟中央，近鼻孔处，
　　　　　为鼻水所流注，且能治水病，故名"水沟"。

【标准定位】在面部，人中沟的上 1/3 与中 1/3 交点处。

【取穴技巧】正坐或仰卧位，面部人中沟上 1/3，用力按压有酸胀感处，
　　　　　即为此穴。

【功效主治】近治作用：治疗口眼㖞斜、流涎、口噤、鼻塞、鼻衄。
　　　　　远治作用：治疗腰脊强痛。
　　　　　特殊作用：治疗昏迷、晕厥、中风、消渴、水肿。

【常用配穴】可配百会、十宣、涌泉治疗昏迷急救；可配委中治疗急
　　　　　性腰扭伤。

【针刺方法】向上斜刺 0.3~0.5 寸，或用指甲按掐。

兑端　GV27

【歌诀记忆】上唇结节中点处，兑端三分斜刺入。
　　　　　齿痛口臭与口噤，癫痫呕沫皆可束。

【穴名深意】兑，同锐，又洞穴也；端，顶端。本穴在上唇之端而正中，
　　　　　口腔洞口之上方，又为督脉末端，故名"兑端"。

【标准定位】在面部，上唇结节的中点。

【取穴技巧】在面部，当上唇的尖端，人中沟下端的皮肤与唇的移行
　　　　　部位，即为此穴。

【功效主治】近治作用：治疗齿痛、口臭、口噤、呕沫。
　　　　　特殊作用：治疗癫痫。

【常用配穴】可配本神治疗癫痫呕沫。

【针刺方法】向上斜刺 0.2~0.3 寸。

龈交　GV28

【歌诀记忆】上唇系带齿龈交，提起上唇把穴标。
　　　　　　向上斜刺零点三，齿鼻疾患癫狂闹。

【穴名深意】本穴有二，在上下门齿正中缝隙中。上者属督，下者属任，
　　　　　　两者均为任督二脉之交会，故名"龈交"。

【标准定位】在上唇内，上唇系带与上牙龈的交点。

【取穴技巧】正坐仰头，提起上唇，上唇系带与齿龈的移行处，即为
　　　　　　此穴。

【功效主治】近治作用：治疗牙龈肿痛、出血，鼻塞，鼻息肉。
　　　　　　特殊作用：治疗小儿面部疮癣、癫狂。

【常用配穴】可配承浆治疗口臭；可配上关、大迎、翳风治疗口噤不开。

【针刺方法】向上斜刺0.2~0.3寸，或点刺出血。

印堂　GV29

【歌诀记忆】两眉之间凹陷中，提捏平刺把神冲。
　　　　　　或左或右以透刺，印堂鼻病儿惊风。

【穴名深意】穴名"印"字，有"合"的涵义；"堂"指明堂。印合
　　　　　　明堂有与心互合的意思，故名"印堂"。

【标准定位】在头部，两眉毛内侧端中间的凹陷中。

【取穴技巧】正坐或仰卧位，两眉头连线的中点处，即为此穴。

【功效主治】近治作用：治疗头痛、眩晕、鼻衄、鼻渊。
　　　　　　特殊作用：治疗失眠、小儿惊风。

【常用配穴】可配攒竹、丝竹空、四白、太阳治疗目痛；可配迎香、
　　　　　　合谷治疗鼻塞。

【针刺方法】提捏局部皮肤，平刺0.3~0.5寸，或用三棱针点刺出血。

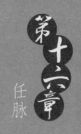

第十八章 任脉

第一节　任脉经脉循行和主治

经脉循行	任脉者，起于胞中，出于会阴，上循毛际，循腹里，上关元，至咽喉，上颐循面入目
循行白话解	任脉起于小腹内，下出于会阴，向上行于阴毛部，沿着腹内正中线，向上经过关元等穴，到达咽喉部，再上行环绕口唇，经过面部，进入目眶下
脏腑联络	与胞宫、会阴、咽喉、口唇、目有联系
经脉主治	泌尿生殖系统疾患	月经不调，不孕不育，小便不利，遗尿，遗精
	经脉循行部位的疾患	胃脘部病，前胸部病，咽喉部病

第二节　任脉腧穴

【歌诀记忆】任脉中行二十四，会阴埋伏二阴间。

曲骨之前中极在，关元石门气海边。

阴交神阙水分处，下脘建里中脘前。

上脘巨阙连鸠尾，中庭膻中玉堂联。

紫宫华盖循璇玑，天突廉泉承浆端。

会阴　CV1

【歌诀记忆】前后二阴中点扪，五分直刺孕妇慎。

　　　　　　阴痛阴痒及痔疾，阴中诸病会阴认。

【穴名深意】冲、任皆属阴脉，犹言诸阴之会也。又穴在两股夹裆，

　　　　　　两阴窍之间，故名"会阴"。

【标准定位】在会阴区，男性在阴囊根部与肛门连线的中点，女性在

　　　　　　大阴唇后联合与肛门连线的中点。

【功效主治】近治作用：治疗小便不利、阴痛、阴痒、痔疾、遗精、

　　　　　　月经不调。

【常用配穴】可配三阴交治疗产后暴厥。

【针刺方法】直刺 0.5~1 寸，孕妇慎用。

曲骨　CV2

【歌诀记忆】脐下五寸有曲骨，调经止带把肾补。

　　　　　　遗精阳痿及二阴，针前排尿孕妇禁。

【穴名深意】本穴在耻骨上缘，凹曲处，故名"曲骨"。

【标准定位】在下腹部，耻骨联合上缘，前正中线上。

【取穴技巧】从髋两侧沿骨盆上缘向前正中线摸，至前正中线上耻骨

　　　　　　联合上缘的中点处，即为此穴。

【功效主治】近治作用：治疗小便不利、遗尿、疝气、遗精、阳痿、

　　　　　　月经不调、带下病。

【常用配穴】可配中极、关元、肾俞治疗肾虚、遗尿、小便不利。

【针刺方法】直刺 0.5~1 寸，内为膀胱，应在排尿后进行针刺，孕妇

　　　　　　慎用。

☆中极　CV3
膀胱募穴

【歌诀记忆】脐下四寸定中极，膀胱募穴治水气。

　　　　　功似曲骨针法同，断恶下衣止漏红。

【穴名深意】本穴内应胞宫、精室。胞宫、精室，为人体极内之处，犹房室之堂奥也。本穴乃人体至中至极，故名"中极"。

【标准定位】在下腹部，脐中下4寸，前正中线上。

【取穴技巧】正坐或仰卧位，先确定耻骨联合，将脐中与耻骨联合上缘中点的连线平分为5等份，该连线的上4/5与下1/5交点处，即为此穴。

【功效主治】近治作用：治疗小便不利、遗尿、疝气、遗精、阳痿、月经不调、崩漏、带下病、阴挺。

【常用配穴】可配水分、三阴交、三焦俞治疗水肿。

【针刺方法】直刺0.5~1寸，孕妇慎用。

☆关元　CV4
小肠募穴

【歌诀记忆】脐下三寸关元应，针前排尿孕妇禁。

　　　　　虚劳疝气带下病，固本培元肝肾宁。

【穴名深意】元者，本也，原也；关者，门也，又出入之孔道也。穴为人身阴阳元气交关之处，为养生家聚气凝神之所，故名"关元"。

【标准定位】在下腹部，脐中下3寸，前正中线上。

【取穴技巧】正坐或仰卧位，先确定耻骨联合，将脐中与耻骨联合上缘中点的连线平分为5等份，该连线的上3/5与下2/5交点处，即为此穴。

【功效主治】近治作用：治疗遗尿、小便频数、尿闭、泄泻、腹痛、遗精、阳痿、疝气、月经不调、带下病、不孕。

特殊作用：治疗虚劳赢瘦、中风脱证。

【常用配穴】可配肾俞、气海治疗肾虚尿频。

【针刺方法】直刺 1~2 寸，孕妇慎用。

石门 CV5
三焦募穴

【歌诀记忆】脐下二寸石门定，直刺一寸孕妇禁。

腹痛泄利及疝气，利湿补肾恶露净。

【穴名深意】石者，喻坚固也；门者，非仅通行之孔道。人之子宫精室，犹蕴椟之藏也，故喻此表面穴位为"石门"。

【标准定位】在下腹部，脐中下 2 寸，前正中线上。

【取穴技巧】正坐或仰卧位，先确定耻骨联合，将脐中与耻骨联合上缘中点的连线平分为 5 等份，该连线的上 2/5 与下 3/5 交点处，即为此穴。

【功效主治】近治作用：治疗腹痛、水肿、疝气、小便不利、泄泻、闭经、带下病、崩漏。

【常用配穴】可配气海、三阴交治疗崩漏。

【针刺方法】直刺 1~2 寸，孕妇慎用。

☆气海 CV6
肓之原穴

【歌诀记忆】穴居脐下一寸五，活血调气把肾补。

虚劳泄泻多灸愈，遗精阴挺便闭苦。

【穴名深意】本穴与肺气息息相关，当腹部统气之根本。以本穴为大气所归，犹百川之汇海者，故名"气海"。

【标准定位】在下腹部，脐中下 1.5 寸，前正中线上。

【取穴技巧】正坐或仰卧位，从肚脐起沿下腹部前正中线直下量二横指处，即为此穴。

【功效主治】近治作用：治疗腹痛、泄泻、便秘、遗尿、疝气、遗精、阳痿、月经不调、闭经、崩漏。

特殊作用：治疗虚脱、虚劳羸瘦。

【常用配穴】可配关元、足三里治疗中气下陷。

【针刺方法】直刺 1~2 寸，孕妇慎用。

阴交　CV7

【歌诀记忆】脐下一寸阴交应，腹胀水肿产后病。

直刺一寸孕妇禁，疝气崩漏月经病。

【穴名深意】此穴为冲、任、肾三经之交会也。因冲、任、肾三脉俱属阴经，故名"阴交"。

【标准定位】在下腹部，脐中下 1 寸，前正中线上。

【取穴技巧】正坐或仰卧位，先确定耻骨联合，将脐中与耻骨联合上缘中点的连线平分为 5 等份，该连线的上 1/5 与下 4/5 交点处，即为此穴。

【功效主治】近治作用：治疗腹痛、疝气、水肿、月经不调、带下病、产后诸证。

【常用配穴】可配石门、委阳治疗小便不通、小腹硬痛。

【针刺方法】直刺 1~2 寸，孕妇慎用。

☆神阙　CV8

【歌诀记忆】神阙正居脐窝中，腹胀泄泻及水肿。
　　　　　　中风虚脱功力达，外感急证灸熨佳。

【穴名深意】本穴在脐，脐为先天之结蒂，又为后天之气舍，此间元气常存。本穴为心肾（心藏神、肾藏志）交通之门户，故名"神阙"。

【标准定位】在脐区，脐中央。

【取穴技巧】正坐或仰卧位，肚脐中央，即为此穴。

【功效主治】近治作用：治疗脐周痛、腹胀、泄泻、肠鸣。
　　　　　　远治作用：治疗水肿、小便不利。
　　　　　　特殊作用：治疗中风脱证。

【常用配穴】可配关元治疗久泄不止、肠鸣腹痛。

【针刺方法】因消毒不便，故一般不针，多用艾条灸或艾炷隔盐灸。

水分　CV9

【歌诀记忆】脐上一寸水分应，和中理气水湿清。
　　　　　　水肿腹痛腹坚硬，直刺一寸均可治。

【穴名深意】水，指水液，水气；分，指分别，分利。本穴功能分清浊，通水道，而主液所生病，故名"水分"。

【标准定位】在上腹部，脐中上 1 寸，前正中线上。

【取穴技巧】正坐或仰卧位，从肚脐起沿腹部前正中线直上量一横指处，即为此穴。

【功效主治】近治作用：治疗腹痛、腹满坚硬、腹胀不得食。
　　　　　　远治作用：治疗水肿、小便不利。

【常用配穴】可配三阴交、脾俞治疗脾虚水肿。

【针刺方法】直刺 1~2 寸。

☆ 下脘　CV10

【歌诀记忆】脐上二寸穴下脘，腹痛脾虚与胃反。
　　　　　和中化滞能消积，直刺可灸可化食。

【穴名深意】本穴内应胃底大弯之处，即胃府也，故名"下脘"。

【标准定位】在上腹部，脐中上2寸，前正中线上。

【取穴技巧】仰卧位，沿前正中线向下找到胸骨体与剑突间形成的凹陷
　　　　　（剑胸结合），将剑胸结合与脐中连线分为4等份，连
　　　　　线的下1/4与上3/4交点处，即为此穴。

【功效主治】近治作用：治疗腹痛、腹胀、泄泻、呕吐、完谷不化、
　　　　　痞块、食入即吐、消瘦。

【常用配穴】可配中脘治疗腹坚硬胀、痞块。

【针刺方法】直刺1~2寸。

建里　CV11

【歌诀记忆】脐上三寸取建里，胃中不安均可刺。
　　　　　腹胀胸闷及呃逆，通腑降气胃痛止。

【穴名深意】建者，筑也，置也；里者，居也，止也。凡属胃中不安之证，
　　　　　本穴皆可为力，俾以奠定闾里，而人得安居也，故名"建里"。

【标准定位】在上腹部，脐中上3寸，前正中线上。

【取穴技巧】正坐或仰卧位，从肚脐起沿腹部前正中线直上量四横指
　　　　　处，即为此穴。

【功效主治】近治作用：治疗胃痛、呕吐、食欲不振、腹胀、肠鸣、
　　　　　腹痛。

【常用配穴】可配内关治疗胸中苦闷、呃逆。

【针刺方法】直刺1~2寸。

☆中脘 CV12
胃募穴，八会穴之腑会

【歌诀记忆】脐上四寸穴中脘，腑会主治脾胃伤。
　　　　　黄疸脏躁及癫狂，调中和血保安康。

【穴名深意】本穴内应胃中，即近于胃小弯处也，故名"中脘"。

【标准定位】在上腹部，脐中上4寸，前正中线上。

【取穴技巧】正坐或仰卧位，剑胸结合与脐中连线的中点处，即为此穴。

【功效主治】近治作用：治疗胃痛、呕吐、吞酸、呃逆、腹胀、泄泻。
　　　　　特殊作用：治疗黄疸、癫狂、失眠、气喘。

【常用配穴】可配天枢、足三里、内庭治疗霍乱吐泻。

【针刺方法】直刺1~1.5寸。

上脘 CV13

【歌诀记忆】脐上五寸有上脘，腹胀吐血与胃反。
　　　　　直刺一寸胃可安，降逆清热兼化痰。

【穴名深意】本穴内应贲门。贲门，即胃上口也，故名"上脘"。

【标准定位】在上腹部，脐中上5寸，前正中线上。

【取穴技巧】仰卧位，取一标有二等分的弹性皮筋，将皮筋的两头分别与肚脐、剑胸结合部对齐拉筋，从皮筋的中点直上量一横指处，即为此穴。

【功效主治】近治作用：治疗胃痛、呕吐、呕血、呃逆、腹胀、食欲不振。
　　　　　特殊作用：治疗癫痫。

【常用配穴】可配中脘治疗胃脘疼痛、完谷不化。

【针刺方法】直刺1~1.5寸。

巨阙 CV14
心募穴

【歌诀记忆】脐上六寸定巨阙，可灸刺针向上斜。
心脏之募主神识，心痛气喘癫痫惊。

【穴名深意】阙为内庭中正之门，本穴内应腹膜，上应膈肌，为胸腹
交关，分别清浊之格界，又为食道及动静脉上下通行之
关隘，故名"巨阙"。

【标准定位】在上腹部，脐中上6寸，前正中线上。

【取穴技巧】仰卧位，沿前正中线向下找到胸骨体与剑突间形成的凹
陷（剑胸结合），将剑胸结合与脐中连线分为4等份，
连线的上1/4与下3/4交点处，即为此穴。

【功效主治】近治作用：治疗胸痛、心痛、心悸、气喘。
特殊作用：治疗癫狂痫。

【常用配穴】可配灵道、曲泽、间使治疗心痛、怔忡。

【针刺方法】向上斜刺0.5~1寸，不可深刺，以免损伤肝脏。

鸠尾 CV15
络穴，膏之原穴

【歌诀记忆】鸠尾一寸剑突下，络穴降逆把痰化。
胸痛癫痫与心悸，刺同巨阙疗喘气。

【穴名深意】穴在胸骨剑突下。肋骨分岐，如张两翼，剑突中垂，有
如禽尾，故名"鸠尾"。

【标准定位】在上腹部，剑胸结合下1寸，前正中线上。

【取穴技巧】仰卧位，从剑胸结合沿前正中线直下量一横指处，即为
此穴。

【功效主治】近治作用：治疗胸痛引背、气喘、呃逆、腹胀。
特殊作用：治疗癫狂痫。

【常用配穴】可配中脘、少商治疗胃脘胀满、不得眠。

【针刺方法】向上斜刺 0.5~1 寸。

中庭 CV16

【歌诀记忆】平五胁隙正中线，平刺中庭功可现。

宽胸降逆止呕噎，心痛喘嗽及支满。

【穴名深意】本穴两旁为足少阴之步廊穴，犹主室之旁，房廊相对也。

如此者，则形成空庭院落，故名"中庭"。

【标准定位】在胸部，剑胸结合中点处，前正中线上。

【取穴技巧】正坐或仰卧位，在剑胸结合处可触及一凹陷，即为此穴。

【功效主治】近治作用：治疗胸胁胀痛、心痛、呕吐、噎膈、小儿吐乳。

【常用配穴】可配中府治疗噎膈、停食。

【针刺方法】平刺 0.3~0.5 寸。

☆膻中 CV17

心包募穴，八会穴之气会

【歌诀记忆】乳中连线膻中齐，气会宽胸解郁滞。

平刺五分疗心悸，乳少胸痛与气逆。

【穴名深意】本穴内应心包外腔，故名"膻中"。《灵枢·胀论》云：

"膻中者君主之宫城也。"

【标准定位】在胸部，横平第 4 肋间隙，前正中线上。

【取穴技巧】正坐或仰卧位，先确定前正中线，两乳头连线与前正中线的交点，即为此穴。

【功效主治】近治作用：治疗咳嗽、气喘、胸痛、心悸、产后乳少、呕吐、噎膈。

【常用配穴】可配定喘、天突治疗哮喘；可配心俞、内关治疗心绞痛。

【针刺方法】平刺 0.3~0.5 寸。

玉堂　CV18

【歌诀记忆】 平三胁肋定玉堂，宽胸利咽理肺气。
　　　　　　咳嗽胸痛乳房胀，正中线上须平刺。

【穴名深意】 玉，贵称也；堂，正室也。玉堂，即主人治事处也。古人以心为中主，故尊心之所居为"玉堂"。

【标准定位】 在胸部，横平第3肋间隙，前正中线上。

【取穴技巧】 仰卧位，取一标有二等分的弹性皮筋，将皮筋的两头与两乳头对齐拉紧，从皮筋中点向上推1肋骨，按压有酸痛感处，即为此穴。

【功效主治】 近治作用：治疗咳嗽、气喘、胸痛、呕吐、乳房胀痛。

【常用配穴】 可配膻中、列缺、尺泽治疗哮喘。

【针刺方法】 平刺0.3~0.5寸。

紫宫　CV19

【歌诀记忆】 平二肺肋有紫宫，清肺利咽并宽胸。
　　　　　　咳嗽气喘兼胸痛，平刺可灸有神功。

【穴名深意】 按《洛书》"离为九紫"。离属心火，紫为阳极之色，物极则反，而现胜己者之化，故紫色较赤色为黯。宫为尊长之居，故名"紫宫"。

【标准定位】 在胸部，横平第2肋间隙，前正中线上。

【取穴技巧】 正坐或仰卧位，从乳头沿垂直线向上推2个肋间隙，横平第2肋间，在前正中线上，即为此穴。

【功效主治】 近治作用：治疗咳嗽、气喘、胸痛。

【常用配穴】 可配玉堂、太溪治疗咳逆上气、心烦。

【针刺方法】 平刺0.3~0.5寸。

华盖　CV20

【歌诀记忆】华盖正对一胠肋，宽胸化痰兼清肺。
胸胁满痛咳喘逆，平刺五分天突配。

【穴名深意】盖，俱覆护之意。肺脏居胸腔最上，故喻之为华盖。穴
名亦取其意，以覆护心脏。

【标准定位】在胸部，横平第1肋间隙，前正中线上。

【取穴技巧】仰卧位，确定胸部前正中线，在正中线上可见胸骨前部
有一微向前突的角（胸骨角），此角中点处，即为此穴（胸
骨角平对第2肋）。

【功效主治】近治作用：治疗咳嗽、气喘、胸痛。

【常用配穴】可配天突治疗气喘、痰饮停胸。

【针刺方法】平刺0.3~0.5寸。

璇玑　CV21

【歌诀记忆】天突一寸下璇玑，滋阴润肺兼滑利。
胸胁胀痛及喘气，平刺三分咽喉利。

【穴名深意】北斗第二星为璇，第三星为玑。北斗自转，而璇玑随之。
本穴居胸腔之上部，犹璇玑持衡，故名"璇玑"。

【标准定位】在胸部，胸骨上窝下1寸，前正中线上。

【取穴技巧】仰靠坐位或仰卧位，从天突沿前正中线向下量一横指，
即为此穴。

【功效主治】近治作用：治疗咳嗽、气喘、胸痛、咽喉肿痛。

【常用配穴】可配鸠尾治疗喉痹咽肿。

【针刺方法】平刺0.3~0.5寸。

☆天突　CV22

【歌诀记忆】胸骨上窝之正中，天突针法须精通。
　　　　　通痰导气疗胸痛，噎膈瘿气咽喉肿。

【穴名深意】人之胸腔喻天，腹腔喻地。本穴位于胸腔最上，其功用为通，故名"天突"。

【标准定位】在颈前区，胸骨上窝中央，前正中线上。

【取穴技巧】仰靠坐位或仰卧位，由喉结直下可摸到一凹陷，在此凹陷中央，即为此穴。

【功效主治】近治作用：治疗咳嗽、气喘、胸痛、咽喉肿痛、暴喑、瘿气、梅核气、噎膈。

【常用配穴】可配定喘、膻中、丰隆治疗哮喘。

【针刺方法】先直刺 0.2 寸，然后将针尖转向下方，紧靠胸骨后方刺入 1~1.5 寸。

☆廉泉　CV23

【歌诀记忆】舌骨上缘仰头取，中点凹陷廉泉居。
　　　　　暴喑舌缓舌失语，生津润燥舌病愈。

【穴名深意】舌下孔窍名曰海泉，人之口津出此。本穴在结喉上缘，凹陷处，内通舌之下海泉。刺本穴，口可生津，故名"廉泉"。

【标准定位】在颈前区，喉结上方，舌骨上缘凹陷中，前正中线上。

【取穴技巧】仰卧位，从下巴沿颈前正中线向下推，在喉结上方可触及舌骨体，舌骨上缘中点的凹陷处，即为此穴。

【功效主治】近治作用：治疗舌下肿痛、舌纵流涎、舌缓、暴喑、喉痹、吞咽困难、中风失语。

【常用配穴】可配然谷治疗舌下肿难言、舌纵涎出。

【针刺方法】向舌根斜刺 0.5~0.8 寸。

☆承浆 CV24

【歌诀记忆】唇沟正中凹陷处，承浆斜刺口喎除。

垂涎癫狂暴喑疾，齿龈肿痛及昏迷。

【穴名深意】承浆者，指口内承受浆液言也。本穴内通舌下，正应口内天池。因近天池，为存储津液之处，故名"承浆"。

【标准定位】在面部，颏唇沟的正中凹陷处。

【取穴技巧】正坐仰靠，颏唇沟的正中按压有凹陷处，即为此穴。

【功效主治】近治作用：治疗口喎、口噤、齿龈肿痛、流涎、暴喑、面瘫。

特殊作用：治疗癫狂痫。

【常用配穴】可配劳宫治疗口舌生疮、口臭、口干。

【针刺方法】斜刺 0.3~0.5 寸。

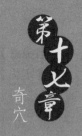

第一节　头颈部奇穴

☆四神聪　EX-HN1

【歌诀记忆】四神聪穴头顶居，百会四面一寸许。

　　　　　　平刺可灸神志愈，头痛眩晕健忘郁。

【穴名深意】百会穴前后左右各开1寸处，共由4个穴位组成，就像四路大神各自镇守一方，故名"四神聪"。

【标准定位】在头部，百会前后左右各旁开1寸，共4穴。

【取穴技巧】正坐或俯卧位，先确定百会的位置，再自百会向前后左右各一横指处，即为此穴。

【功效主治】近治作用：治疗头痛、眩晕、失眠、健忘、癫痫。

【常用配穴】可配神门治疗失眠。

【针刺方法】平刺0.5~0.8寸。

鱼腰　EX-HN4

【歌诀记忆】双眼平视取鱼腰，瞳孔直上眉相交。

　　　　　　棱痛睑垂及眼跳，目翳目赤肿痛疗。

【穴名深意】眼眉形状如鱼，本穴位于其中点，故名"鱼腰"。

【标准定位】在头部，瞳孔直上，眉毛中。

【取穴技巧】正坐或仰卧位，直视前方，从瞳孔直上眉毛中，即为此穴。

【功效主治】近治作用：治疗眉棱骨痛、眼睑𣊬动、眼睑下垂、目赤肿痛、目翳。

【常用配穴】可配睛明、印堂治疗眼部疾患。

【针刺方法】平刺 0.3~0.5 寸。

☆太阳　EX-HN5

【歌诀记忆】眉梢外眦一寸后，清利头目太阳凑。

　　　　　头痛目赤口眼㖞，三叉牙痛斜刺瘥。

【穴名深意】太阳穴在耳郭前面，前额两侧，外眼角延长线的上方。在两眉梢后凹陷处。有左为太阳，右为太阴之说。

【标准定位】在头部，眉梢与目外眦之间，向后约一横指的凹陷中。

【取穴技巧】正坐或仰卧位，从目外眦与眉梢连线向后一横指，可触及水平正对的目外眦与眉梢连线中点有一凹陷，用力按压有明显酸胀感处，即为此穴。

【功效主治】近治作用：治疗头痛、目疾、齿痛、目痛。

【常用配穴】可配率谷、外关治疗少阳头痛。

【针刺方法】直刺或斜刺 0.3~0.5 寸，或点刺出血。

☆耳尖　EX-HN6

【歌诀记忆】耳郭上缘最高点，高热头痛结膜炎。

　　　　　目翳目肿麦粒见，点刺耳尖效可验。

【穴名深意】耳，指耳朵；尖，指高或顶端的意思。耳尖位于耳朵耳郭的上方尖端处，故名"耳尖"。

【标准定位】在耳部，在外耳轮的最高点。

【取穴技巧】正坐或仰卧位，将耳郭折向前方，耳郭上方的尖端处，即为此穴。

【功效主治】近治作用：治疗目赤肿痛、目翳。

特殊作用：治疗睑腺炎、咽喉肿痛。

【常用配穴】可配大椎治疗中暑。

【针刺方法】直刺0.1~0.2寸，或用三棱针点刺出血。

球后 EX-HN7

【歌诀记忆】承泣外上眶下缘，缓刺球后针莫旋。

穴内因有视神经，如遇目疾针刺痊。

【穴名深意】本穴位置在眼球的后方，故名"球后"。

【标准定位】在面部，眶下缘外1/4与内3/4交界处。

【取穴技巧】正坐或仰卧位，眶下缘外1/4与内3/4交界处，即为此穴。

【功效主治】近治作用：治疗目疾。

【常用配穴】可配睛明、光明治疗目视不明。

【针刺方法】轻压眼球向上，向眶缘缓慢直刺0.5~1.5寸，不提插。

上迎香 EX-HN8

【歌诀记忆】唇沟推尽上迎香，鼻中息肉鼻疥疮。

内上斜刺鼻可通，宣通鼻窍目肿痛。

【穴名深意】穴在鼻部，手阳明大肠经迎香之上方，故名"上迎香"。

【标准定位】在面部，鼻翼软骨与鼻甲的交界处，近鼻翼沟上端处。

【取穴技巧】正坐或仰卧位，沿鼻侧鼻唇沟向上推，至上端尽处有一凹陷处，即为此穴。

【功效主治】近治作用：治疗鼻塞、鼻渊、目赤肿痛、迎风流泪、头痛。

【常用配穴】可配印堂、肺俞治疗鼻塞、鼻渊。

【针刺方法】向内上方平刺 0.3~0.5 寸。

☆内迎香 EX-HN9

【歌诀记忆】内迎香穴鼻孔居，孔内后上黏膜取。
　　　　　点刺出血鼻疾愈，目赤发热头痛剧。

【穴名深意】内，指鼻内侧，因针此穴能恢复嗅觉，重新迎来香气，
　　　　　且与上迎香相对，故名"内迎香"。

【标准定位】在鼻孔内，鼻翼软骨与鼻甲交界的黏膜处。

【取穴技巧】仰靠坐位，与上迎香相对的鼻黏膜处，即为此穴。

【功效主治】近治作用：治疗目赤肿痛、鼻疾。

【常用配穴】可配印堂、合谷、风池治疗鼻炎。

【针刺方法】点刺出血，有出血体质者忌用。

聚泉 EX-HN10

【歌诀记忆】舌背正中缝中点，直刺一分三棱点。
　　　　　舌强舌缓味觉减，消渴气喘效可显。

【穴名深意】泉，泉水，此处指口腔内之津液。穴在舌背正中，唾液
　　　　　在此处会聚，故名"聚泉"。

【标准定位】在口腔内，舌背正中缝的中点处。

【取穴技巧】正坐或仰卧位，张口，舌背正中缝的中点处，即为此穴。

【功效主治】近治作用：治疗舌强、舌缓、食不知味。
　　　　　特殊作用：治疗气喘、消渴。

【常用配穴】可配天柱、风池治疗中枢性失语。

【针刺方法】直刺 0.1~0.2 寸，或点刺出血。

☆ 海泉　EX-HN11

【歌诀记忆】舌下系带中点处，点刺海泉治呕吐。
　　　　　　舌缓舌强舌肿胀，重舌消渴针可除。

【穴名深意】穴在舌下，口腔内之津液由此而出，如海水、泉水，源
　　　　　　源不断，永不干涸，故名"海泉"。

【标准定位】在口腔内，舌下系带中点处。

【取穴技巧】正坐或仰卧位，张口将舌向上卷至后方，舌下系带中点处，
　　　　　　即为此穴。

【功效主治】近治作用：治疗舌体肿胀、舌缓不收。
　　　　　　特殊作用：治疗消渴。

【常用配穴】可配金津、玉液治疗重舌肿胀。

【针刺方法】点刺出血。

☆ 金津　EX-HN12、玉液　EX-HN13

【歌诀记忆】舌系两侧有静脉，金津玉液左右待。
　　　　　　口疮舌病消渴热，呕吐腹泻点刺血。

【穴名深意】金，黄金，在此比喻贵重；津，唾液。穴在

　　　　　　口腔舌系带左侧。玉，宝玉，在此亦比喻
　　　　　　贵重；液，津液。穴在口腔舌系带右侧。两
　　　　　　者分别正对左、右舌下腺管开口处，为唾液进入口腔之
　　　　　　重要部位。古人以津液为贵重，故名"金津""玉液"。

【标准定位】在口腔，舌下系带两侧的静脉上，左为金津、右为玉液。

【取穴技巧】正坐或仰卧位，张口，将舌向上卷至后方，可见舌系带
　　　　　　两旁的经脉青筋隐约处，即为此穴。左称金津，右称玉液。

【功效主治】近治作用：治疗口疮、舌强不语、舌肿。

特殊作用：治疗消渴、呕吐。

【常用配穴】可配承浆治疗消渴。

【针刺方法】点刺出血。

翳明　EX-HN14

【歌诀记忆】翳风穴后定翳明，一寸量取直刺灵。

　　　　　　睛盲雀目近远视，头痛眩晕及耳鸣。

【穴名深意】翳，羽扇，指双耳；明，明亮，此处指眼睛。本穴位于耳后，主治目疾，故名"翳明"。

【标准定位】在颈部，翳风后1寸。

【取穴技巧】正坐或俯卧位，将耳垂向后按，从正对耳垂的边缘，按压有凹陷（张口时凹陷更明显），再向后量一横指，按压有酸胀感处，即为此穴。

【功效主治】近治作用：治疗头痛、眩晕、目疾、耳鸣。

　　　　　　特殊作用：治疗失眠。

【常用配穴】可配风池、内关、太冲治疗耳鸣、眩晕。

【针刺方法】直刺0.5~1寸。

颈百劳　EX-HN15

【歌诀记忆】大椎直上二寸处，旁开一寸百劳取。

　　　　　　咳嗽气喘颈项强，盗汗骨蒸退热良。

【穴名深意】颈，颈部；百，基数词百，意为多；劳，虚劳。该穴有主治多种虚劳之证的作用，又因大椎亦名百劳，为示两者区别，故名"颈百劳"。

【标准定位】在颈部，第7颈椎棘突直上2寸，后正中线旁开1寸。

【取穴技巧】正坐低头或屈肘俯卧，在后正中线上，可见颈背部交界处有一高突，并能随颈部左右摆动而转动即是第 7 颈椎棘突，从第 7 颈椎棘突下向上量二横指，并向外量一横指，即为此穴。

【功效主治】近治作用：治疗项强、咳嗽、气喘。

【常用配穴】可配中府、肺俞治疗肺痨。

【针刺方法】直刺 0.5~1 寸。

☆牵正　EX-HN16

【歌诀记忆】垂前五分牵正穴，面瘫面麻口眼斜。

【穴名深意】因其主治口角㖞斜（面神经麻痹），故名"牵正"。

【标准定位】在面颊部，在耳垂前 0.5~1 寸。

【取穴技巧】正坐或侧伏，在耳垂前 0.5 寸与耳垂中点相平处寻找结节或敏感点取穴。

【功效主治】近治作用：治疗面瘫、口疮、口臭、下牙痛、腮腺炎。

【常用配穴】可配地仓、风池、阳白治疗面神经麻痹；可配翳风、合谷治疗腮腺炎；可配承浆、龈交、地仓、合谷治疗口疮溃疡。

【针刺方法】向前斜刺 0.5~1 寸。

☆安眠　EX-HN18

【歌诀记忆】颈后上部取安眠，翳风风池两穴连。
失眠眩晕与头痛，癔症高血压癫痫。

【穴名深意】因其主治失眠，故名"安眠"。

【标准定位】在颈部，当翳风与风池连线的中点。

【功效主治】近治作用：治疗失眠、眩晕、烦躁、神经性头痛、耳鸣、耳聋。

特殊作用：治疗心悸。

【常用配穴】可配内关、三阴交治疗精神分裂症；可配人中、大椎、陶道治疗失眠；可配曲池、丰隆治疗眩晕。

【针刺方法】直刺 0.5~1 寸，或艾炷灸 1~3 壮，或艾条灸 5~10min。

第二节　胸腹部奇穴

子宫　EX-CA1

【歌诀记忆】三寸旁开中极侧，升提调经子宫穴。

　　　　　阴挺痛经月经乱，灸治带下不孕患。

【穴名深意】本穴内应子宫，故名"子宫"。

【标准定位】在下腹部，脐中下 4 寸，前正中线旁开 3 寸。

【取穴技巧】仰卧位，确定中极，从中极左、右旁开四横指，即为此穴。

【功效主治】近治作用：治疗阴挺、月经不调、痛经、崩漏、不孕、子宫脱垂。

【常用配穴】可配三阴交、隐白治疗崩漏。

【针刺方法】直刺 0.8~1.2 寸。

☆三角灸　EX-CA3

【歌诀记忆】口角长度为一边，顶角置于脐中间。

　　　　　疝气奔豚腹痛寒，艾灸六壮病不缠。

【穴名深意】因其取法与三角形相关，故名"三角灸"。

【标准定位】腹部，以顶角置于脐中的等边一口寸（患者两口角间距）的三角形，两底角处是穴。

【取穴技巧】仰卧位，以患者两口角长度为一边，做一等边三角形，将顶角置于患者脐心，底边呈水平线，于两底角处取穴。

【功效主治】近治作用：治疗绕脐痛、疝气偏坠。

【常用配穴】可配归来、关元治疗狐疝。

【针刺方法】艾炷灸 5~7 壮，或艾条灸 10~15min。治疝气偏坠则患左灸右，患右灸左。

第三节　背部奇穴

定喘　EX-B1

【歌诀记忆】零点五寸大椎侧，宣肺止嗽定喘可。
　　　　　　咳嗽落枕肩背痛，直刺半分疾无踪。

【穴名深意】定，平定；喘，喘息。本穴有平定哮喘发作之功能，故名"定喘"。

【标准定位】在脊柱区，横平第 7 颈椎棘突下，后正中线旁开 0.5 寸。

【取穴技巧】坐位低头或俯伏位，先确定大椎，在大椎旁开半横指，即为此穴。

【功效主治】近治作用：治疗哮喘、咳嗽、落枕、上肢疼痛不举、肩背痛。

【常用配穴】可配肺俞、中府治疗哮喘。

【针刺方法】直刺 0.5~0.8 寸。

☆夹脊　EX-B2

【歌诀记忆】第一胸椎到腰五，棘突下旁零点五。
　　　　　　所主病证分三段，心肺胃肠腰腹患。

【穴名深意】背部脊椎两旁的穴位，故名"夹脊"。

【标准定位】在脊柱区，第1胸椎至第5腰椎棘突下两侧，后正中线旁开0.5寸，一侧17穴，左右共34穴。

【取穴技巧】坐位或俯卧位，低头，由颈背部交界处椎骨的高突（第7颈椎）向下循推，分别是第1胸椎至第5腰椎，从各椎棘突下旁开量半横指，按压有酸胀感处，即为此穴。

【功效主治】近治作用：适应范围较广。上胸部的穴位治疗心肺及上肢疾患；下胸部的穴位治疗胃肠疾患；腰部的穴位治疗腰腹及下肢疾患。

【针刺方法】直刺0.3~0.5寸，或用梅花针扣刺。

胃脘下俞　EX-B3

【歌诀记忆】八胸下旁一点五，胃脘下俞斜刺入。
　　　　　　胃痛腹痛胸胁痛，消渴咽干针灸用。

【穴名深意】胃脘，中医学人体部位名称，泛指肋弓以下，腹上部；俞，气血转输之处。穴在背部，能治胃脘部痛证，故名"胃脘下俞"。

【标准定位】在脊柱区，横平第8胸椎棘突下，后正中线旁开1.5寸。

【取穴技巧】正坐或俯卧位，从两侧肩胛下角连线与后正中线相交处所在椎体确定为第7胸椎。从第7胸椎棘突垂直向下推1个椎体棘突（第8胸椎棘突），棘突下有一凹陷，旁开一横指又半横指处，即为此穴。

【功效主治】近治作用：治疗胃痛、腹痛、胸胁胀痛、消渴。

【常用配穴】可配脾俞、足三里治疗消渴。

【针刺方法】斜刺0.3~0.5寸。

痞根　EX-B4

【歌诀记忆】腰一下旁三点五，痞根直刺零点五。
　　　　　　肝脾肿大及腰痛，消痞散结癥瘕通。

【穴名深意】痞，痞块，腹内肿大的器官，如肝肿大、脾肿大。此穴
　　　　　　治疗肝脾肿大的作用有如截断痞块根部，故名"痞根"。

【标准定位】在腰区，横平第1腰椎棘突下，后正中线旁开3.5寸。

【取穴技巧】坐位，取一线过两侧髂嵴最高点绕腰腹一周，此线与后
　　　　　　正中线交点处所在椎体为第4腰椎，向上循推3个椎体，
　　　　　　从其棘突下旁开3.5寸处，即为此穴。

【功效主治】近治作用：治疗腰痛。
　　　　　　特殊作用：治疗痞块。

【常用配穴】可配章门治疗痞块。

【针刺方法】直刺0.5~1寸。

腰眼　EX-B7

【歌诀记忆】腰眼横平腰阳关，圆形凹陷两侧端。
　　　　　　尿频带下及经乱，直刺五分腰间暖。

【穴名深意】本穴位于腰部最明显的凹陷中，即俗称腰眼位置，故
　　　　　　名"腰眼"。

【标准定位】在腰区，横平第4腰椎棘突下，后正中线旁开约3.5寸
　　　　　　凹陷中。

【取穴技巧】正坐或俯卧位，从第4腰椎棘突旁开量一横掌，按压有
　　　　　　凹陷处，即为此穴。

【功效主治】近治作用：治疗腰痛、尿频、月经不调、带下病。

【常用配穴】可配腰阳关治疗肾虚腰痛。

【针刺方法】直刺1~1.5寸。

十七椎　EX-B8

【歌诀记忆】腰棘之下序数五，十七椎穴把寒主。
　　　　　　痛经遗尿崩漏无，腰骶疼痛直刺乎。

【穴名深意】中医学称第1胸椎为一椎，第5腰椎为十七椎，穴在其
　　　　　　棘突下，故名"十七椎"。

【标准定位】在腰区，第5腰椎棘突下凹陷中。

【取穴技巧】正坐或俯卧位，从第4腰椎棘突向下推1个椎体棘突（第
　　　　　　5腰椎棘突），其下缘凹陷处，即为此穴。

【功效主治】近治作用：治疗腰腿痛、下肢瘫痪、崩漏、月经不调、
　　　　　　痛经、遗尿。

【常用配穴】可配关元、中极治疗痛经。

【针刺方法】直刺0.5~1寸。

腰奇　EX-B9

【歌诀记忆】腰奇骶尾关节凹，尾尖直上二寸高。
　　　　　　头痛癫痫效果好，失眠便秘亦可疗。

【穴名深意】腰，腰部；奇，奇特。腰奇位于腰部，对某些腰部疾患
　　　　　　有较明显的治疗效果，故名"腰奇"。

【标准定位】在骶区，尾骨端直上2寸，骶角之间凹陷中。

【取穴技巧】俯卧位，尾骨端直上二横指（拇指）处，即为此穴。

【功效主治】近治作用：治疗便秘。
　　　　　　特殊作用：治疗癫痫、头痛、失眠。

【常用配穴】可配照海、丰隆治疗癫痫。

【针刺方法】向上平刺1~1.5寸。

第四节　上肢部奇穴

肘尖　EX-UE1

【歌诀记忆】 鹰嘴尖端是肘尖，外科重症敷贴便。
痈疗瘰疬疮消炎，常用灸法功效显。

【穴名深意】 肘，指肘关节；尖，高或顶端的意思。本穴位于尺骨鹰嘴的尖端，故名"肘尖"。

【标准定位】 在肘后区，尺骨鹰嘴的尖端。

【取穴技巧】 屈肘，肘部最凸点，即为此穴。

【功效主治】 特殊作用：治疗瘰疬、痈疽、肠痈、疔疮。

【针刺方法】 艾炷灸 7~15 壮。

二白　EX-UE2

【歌诀记忆】 腕纹上四二白穴，桡腕屈腱之两侧。
左右各一共四穴，脱肛臂痛痔病却。

【穴名深意】 二，指数量；白，指白色、明亮的意思。本穴位于桡侧腕屈肌腱的两侧，此处肉嫩皮白，一侧有二穴，故名"二白"。

【标准定位】 在前臂前区，腕掌侧远端横纹上 4 寸，桡侧腕屈肌腱的两侧，一肢 2 穴。

【取穴技巧】 伸臂立掌，用力握拳，在前臂拇指侧可见明显突起的一条索筋（桡侧腕屈肌腱），将近掌侧腕横纹到肘横纹的距离平分为 3 等份，在近掌侧1/3交点处，该索筋的两侧，用力按压有酸胀感处，即为此穴。

【功效主治】近治作用：治疗前臂痛。

特殊作用：治疗胸胁胀痛、痔疾、脱肛。

【常用配穴】可配长强、百会治疗脱肛。

【针刺方法】直刺 0.5~0.8 寸。

中魁 EX-UE4

【歌诀记忆】中魁中指背侧逢，近端关节横纹中。

主治鼻衄及牙痛，噎膈呕吐灸法功。

【穴名深意】中，指正中心；魁，首或第一的意思。本穴处于中指背侧第 1 指间关节，故名"中魁"。

【标准定位】在手指，中指背面，近侧指间关节的中点处。

【取穴技巧】抬臂俯掌，中指背侧第 1 指间关节（近端指间关节）横纹中点处，即为此穴。

【功效主治】特殊作用：治疗噎膈、呕吐、食欲不振、呃逆、牙痛、鼻出血。

【针刺方法】针刺 0.2~0.3 寸，或艾炷灸 5~7 壮。

大骨空 EX-UE5

【歌诀记忆】拇指背侧大骨空，穴居指节横纹中。

灸治目翳与目痛，呕吐腹泻鼻衄用。

【穴名深意】骨空，即骨骼之孔隙。骨空处于骨骼孔隙之中，内通于重要的脑脊骨髓，并有大的神经血管经过，具有滋养于髓、沟通于外的生理特性。本穴位于拇指，故名"大骨空"。

【标准定位】在手指，拇指背面，指间关节的中点处。

【取穴技巧】抬臂俯掌，拇指指关节背侧横纹的中点处，即为此穴。

【功效主治】特殊作用：治疗目痛、目翳、白内障、吐泻、衄血。

【常用配穴】可配小骨空、光明治疗目翳。

【针刺方法】一般不用针刺，可灸。

小骨空　EX-UE6

【歌诀记忆】小指背侧小骨空，近指关节横纹中。

　　　　　　目翳咽痛指节痛，灸用功同大骨空。

【穴名深意】"骨空"，即"骨骼之孔隙"。骨空处于骨骼孔隙之中，内通于重要的脑脊骨髓，并有大的神经血管经过，具有滋养于髓、沟通于外的生理特性。本穴位于小指，故名"小骨空"。

【标准定位】在手指，小指背面，近侧指间关节中点处。

【取穴技巧】抬臂俯掌，小指背侧第1指间关节（近端指间关节）横纹中点处，即为此穴。

【功效主治】特殊作用：治疗目赤肿痛、目翳、咽喉肿痛。

【常用配穴】可配光明治疗目翳。

【针刺方法】一般不用针刺，可灸。

腰痛点　EX-UE7

【歌诀记忆】二三掌骨与四五，腕纹掌指中点处。

　　　　　　直刺四穴五分入，急性腰扭腰痛点。

【穴名深意】因对急性腰扭伤有特殊作用，故名"腰痛点"。

【标准定位】在手背，第2、3掌骨间及第4、5掌骨间，腕背侧远端横纹与掌指关节的中点处，一手2穴。

【取穴技巧】抬臂俯掌，一穴在手背第2、3掌骨间当掌骨长度之中点；

另一穴在手背第 4、5 掌骨间当掌骨长度之中点，用力按压有明显酸胀感处，即为此穴。

【功效主治】特殊作用：治疗急性腰扭伤。

【常用配穴】可配委中治疗急性腰扭伤。

【针刺方法】由两侧向掌中斜刺 0.5~0.8 寸。

外劳宫　EX-UE8

【歌诀记忆】手背二三掌骨间，掌指后方五分现。
　　　　　针刺五分外劳宫，指麻落枕效力宣。

【穴名深意】穴居手背，正对掌心劳宫，故名"外劳宫"。

【标准定位】在手背，第 2、3 掌骨间，掌指关节后 0.5 寸（指寸）凹陷中。

【功效主治】近治作用：治疗手臂痛、手指屈伸不利。
　　　　　特殊作用：治疗落枕、胃痛。

【针刺方法】直刺或斜刺 0.5~0.8 寸。

八邪　EX-UE9

【歌诀记忆】手背指蹼赤白肉，八邪刺血邪热透。
　　　　　目痛指麻与崩漏，蛇咬斜刺毒邪走。

【穴名深意】八，基数词；邪，泛指引起疾患的因素。一名八穴，能治疗因受邪气所致疾患，故名"八邪"。

【标准定位】在手背，第 1~5 指间，指蹼缘后方赤白肉际处，左右共 8 穴。

【取穴技巧】伸臂俯掌，手背掌指关节前，第 1 至第 5 指间的缝纹端后方掌背交界线（赤白肉际处），即为此穴，左右共 8 个。

【功效主治】近治作用：治疗手指麻木、手背肿痛。
　　　　　特殊作用：治疗崩漏、烦热、目痛、毒蛇咬伤。

【常用配穴】可配后溪、三间治疗手指麻痛。

【针刺方法】斜刺 0.5~0.8 寸，或点刺出血。

四缝　EX-UE10

【歌诀记忆】四缝第一关节横，示中环小掌面生。

　　　　　小儿疳积百日咳，挑刺积液黄白色。

【穴名深意】四，指数量，除拇指外其余四指均有一个穴位点；缝，

　　　　　即指间关节横纹缝。一手四穴，故名"四缝"。

【标准定位】在手指，第2~5指掌面的近侧指间关节横纹的中央，一

　　　　　手 4 穴。

【取穴技巧】仰掌，第2指至第5指的第2指关节横纹的中点处，即

　　　　　为此穴。

【功效主治】特殊作用：治疗小儿疳积、百日咳。

【常用配穴】可配内关、合谷治疗百日咳。

【针刺方法】点刺出血或挤出少许黄色透明黏液。

☆十宣　EX-UE11

【歌诀记忆】指甲前取指尖端，零点一寸为十宣。

　　　　　昏迷晕厥与癫痫，高热咽肿刺血良。

【穴名深意】十，指人体 10 根手指尖；宣，指该穴能宣散风热之邪，

　　　　　故名"十宣"。

【标准定位】在手指，十指尖端，距指甲游离缘 0.1 寸（指寸），左右

　　　　　共 10 穴。

【功效主治】特殊作用：治疗昏迷、癫痫、高热、咽喉肿痛。

【常用配穴】可配大椎、耳尖治疗高热和中暑。

【针刺方法】浅刺 0.1~0.2 寸，或点刺出血。

第五节　下肢部奇穴

鹤顶　EX-LE2

【歌诀记忆】髌骨上缘正中凹，直刺鹤顶本领高。
　　　　　　膝痛肢瘫胫无力，通利关节功神奇。

【穴名深意】此穴在膝关节髌骨上缘正中凹陷中，髌骨外形与"鹤的
　　　　　　头顶"相似，该穴又位于此顶端，故名"鹤顶穴"。

【标准定位】在膝前区，髌底中点的上方凹陷中。

【取穴技巧】正坐垂足或仰卧位，在膝关节上，髌骨上缘正中可触及
　　　　　　一凹陷，按压有酸胀感处，即为此穴。

【功效主治】近治作用：治疗膝痛、足胫无力、鹤膝风。

【常用配穴】可配内外膝眼、犊鼻治疗膝关节酸痛。

【针刺方法】直刺 0.5~1 寸。

☆百虫窝　EX-LE3

【歌诀记忆】血海上一百虫窝，下部生疮蛔虫祸。
　　　　　　皮肤瘙痒疮疹多，祛风活血功效获。

【穴名深意】百，基数词，众多之意；虫窝，致病之虫类寄居之处。
　　　　　　此穴有驱虫止痒之功，故名"百虫窝"。

【标准定位】在股前区，髌底内侧端上 3 寸。

【取穴技巧】坐位，屈膝，确定血海，从血海向上量一横指，即为此穴。

【功效主治】特殊作用：治疗风湿痒疹、下部生疮、皮肤瘙痒、蛔虫病。

【常用配穴】可配曲池治疗荨麻疹。

【针刺方法】直刺 1.5~2 寸。

内膝眼　　EX-LE4

【歌诀记忆】髌骨尖端内侧陷，膝部肿痛取膝眼。
　　　　　　膝中方向斜刺针，肢痹节肿能得伸。
【穴名深意】膝关节之髌骨下两侧有凹陷，形如眼窝，称"膝眼"，
　　　　　　其穴在内侧者，故名"内膝眼"。
【标准定位】在膝部，髌韧带内侧凹陷处的中央。
【取穴技巧】正坐屈膝，在膝盖内外侧分别可触及一凹陷，其中位于
　　　　　　内侧的凹陷处，即为此穴。
【功效主治】近治作用：治疗膝痛、腿痛、脚气。
【常用配穴】可配鹤顶治疗膝痛。
【针刺方法】向膝中斜刺 0.5~1 寸，或透刺对侧膝眼。

胆囊　　EX-LE6

【歌诀记忆】腓骨小头下二定，胆病胆囊穴回应。
　　　　　　囊炎胆蛔胆石症，直刺一寸效力增。
【穴名深意】本穴可以诊断出胆囊疾患，对胆囊疾患也有很好的治疗
　　　　　　效果，故名"胆囊"。
【标准定位】在小腿外侧，腓骨小头直下 2 寸。
【取穴技巧】正坐垂足或仰卧位，确定阳陵泉，从阳陵泉往下量二横
　　　　　　指处，即为此穴。
【功效主治】特殊作用：治疗急、慢性胆囊炎，胆石症，胆道蛔虫病。
【常用配穴】可配内庭、公孙治疗胆石症、胆绞痛。
【针刺方法】直刺 1~2 寸。

阑尾　EX-LE7

【歌诀记忆】上巨虚上一寸距，通调肠腑把瘀祛。

　　　　　消化不良下肢瘫，直刺一寸阑尾炎。

【穴名深意】本穴有诊断和治疗阑尾炎的作用，故名"阑尾"。

【标准定位】在小腿外侧，髌韧带外侧凹陷下 5 寸，胫骨前嵴外一横指（中指）。

【取穴技巧】仰卧或正坐垂足，用手从膝盖正中往下摸可触及一骨性隆起（胫骨粗隆），从此隆起外下缘直下量四横指，距胫骨前缘一横指处，即为此穴。

【功效主治】近治作用：治疗下肢痿痹。

　　　　　特殊作用：治疗急、慢性阑尾炎，消化不良。

【针刺方法】直刺 1.5~2 寸。

内踝尖　EX-LE8

【歌诀记忆】内踝高凸内踝尖，禁针可灸效果宣。

　　　　　乳蛾牙痛儿不语，霍乱转筋此穴取。

【穴名深意】内踝，指足踝关节内侧之凸起处，穴在其上，故名"内踝尖"。

【标准定位】在踝区，内踝的最凸起处。

【功效主治】特殊作用：治疗乳蛾、齿痛、小儿不语、霍乱转筋。

【针刺方法】禁刺，可灸。

外踝尖　EX-LE9

【歌诀记忆】外踝高凸外踝尖，脚外转筋效果宣。

　　　　　十趾拘急与脚气，灸治牙痛针禁刺。

【穴名深意】在足外侧面，外踝的凸起处，故名"外踝尖"。

【标准定位】在踝区，外踝的最凸起处。

【功效主治】近治作用：治疗十趾拘急、足外廉转筋、脚气。

特殊作用：治疗齿痛、重舌。

【针刺方法】禁刺，可灸。

☆八风　EX-LE10

【歌诀记忆】八风足背指缝居，左右各四八穴齐。

足跗肿痛及脚气，毒蛇咬伤斜点刺。

【穴名深意】本穴共有8处，原治脚弱风气之疾，故名"八风"。

【标准定位】在足背，第1~5趾间，趾蹼缘后方赤白肉际处，左右共8穴。

【功效主治】近治作用：治疗足跗肿痛、脚气、趾痛。

特殊作用：治疗毒蛇咬伤。

【针刺方法】斜刺0.5~0.8寸，或点刺出血。

独阴　EX-LE11

【歌诀记忆】独阴穴居二趾下，远端趾纹中点扎。

直刺一分孕妇禁，胸胁心痛胞不下。

【穴名深意】独，可理解为仅有，独一无二；阴，与阳相对。穴名意指只有阴而无阳。本穴是治疗女性疾患的重要穴位。

【标准定位】在足底，第2趾的跖侧远端趾间关节的中点。

【功效主治】特殊作用：治疗胞衣不下、月经不调、疝气、胸胁胀痛、卒心痛。

【针刺方法】直刺0.1~0.2寸，孕妇禁用。

二画

二白　EX-UE2 /255

二间　LI2 /30

十七椎　EX-B8 /254

十宣　EX-UE11 /259

人迎　ST9 /46

八风　EX-LE10 /263

八邪　EX-UE9 /258

三画

三阳络　TE8 /170

三阴交　SP6 /72

三角灸　EX-CA3 /250

三间　LI3 /31

三焦俞　BL22 /114

下巨虚　ST39 /63

下关　ST7 /45

下脘　CV10 /235

下廉　LI8 /34

下髎　BL34 /121

大巨　ST27 /56

大包　SP21 /80

大肠俞　BL25 /116

大迎　ST5 /44

大杼　BL11 /108

大骨空　EX-UE5 /256

大钟　KI4 /143

大都　SP2 /69

大陵　PC7 /163

大椎　GV14 /221

大敦　LR1 /205

大赫　KI12 /148

大横　SP15 /77

上巨虚　ST37 /62

上关　GB3 /181

上迎香　EX-HN8 /245

上星　GV23 /225

上脘　CV13 /236

上廉　LI9 /34

上髎　BL31 /119

小肠俞　BL27 /117

小骨空　EX-UE6 /257

小海　SI8 /94

口禾髎　LI19 /39

子宫　EX-CA1 /250

飞扬　BL58 /133

四画

丰隆　ST40 /63

天井　TE10 /171

天冲　GB9 /184

天池　PC1 /159

天枢　ST25 /55

天府　LU3 /23

天宗　SI11 /96

天柱　BL10 /108

天泉　PC2 /159

天突　CV22 /241

天容　SI17 /99

天鼎　LI17 /38

天窗　SI16 /98

天溪　SP18 /79

天牖　TE16 /175

天髎　TE15 /174

云门　LU2 /22

五处　BL5 /105

五枢　GB27 /193

支正　SI7 /93

支沟　TE6 /169

不容　ST19 /52

太乙　ST23 /54

太白　SP3 /70

太冲　LR3 /206

太阳　EX-HN5 /244

太渊　LU9 /26

太溪　KI3 /142

巨骨　LI16 /38

巨阙　CV14 /237

巨髎　ST3 /43

少冲　HT9 /88

少府　HT8 /87

少泽　SI1 /90

少海　HT3 /84

少商　LU11 /27

日月　GB24 /192

中冲　PC9 /164

中极　CV3 /231

中枢　GV7 /217

中府　LU1 /22

中注　KI15 /150

中封　LR4 /207

中庭　CV16 /238

中都　LR6 /208

中脘　CV12 /236

中渚　TE3 /167

中渎　GB32 /196

中魁　EX-UE4 /256

中膂俞　BL29 /118

中髎　BL33 /120

内关　PC6 /162

内迎香　EX-HN9 /246

内庭　ST44 /66

内踝尖　EX-LE8 /262

内膝眼　EX-LE4 /261

水分　CV9 /234

水沟　GV26 /227

水泉　KI5 /144

水突　ST10 /47

水道　ST28 /56

手三里　LI10 /35

手五里　LI13 /36

气户　ST13 /49

气穴　KI13 /149

气冲　ST30 /57

气舍　ST11 /47

气海　CV6 /232

气海俞　BL24 /116

长强　GV1 /214

仆参　BL61 /135

公孙　SP4 /71

风门　BL12 /109

风市　GB31 /196

风池　GB20 /190

风府　GV16 /222

心俞　BL15 /111

尺泽　LU5 /24

孔最　LU6 /24

五画

玉枕　BL9 /107

玉堂　CV18 /239

玉液　EX-HN13 /247

正营　GB17 /188

本神　GB13 /186

厉兑　ST45 /67

石门　CV5 /232

石关　KI18 /152

归来　ST29 /57

目窗　GB16 /188

申脉　BL62 /136

四白　ST2 /43

四神聪　EX-HN1 /243

四渎　TE9 /171

四满　KI14 /149

四缝　EX-UE10 /259

丘墟　GB40 /200

白环俞　BL30 /119

印堂　GV29 /228

外丘　GB36 /198

外关　TE5 /168

外劳宫　EX-UE8 /258

外陵　ST26 /55

外踝尖　EX-LE9 /262

头临泣　GB15 /187

头窍阴　GB11 /185

头维　ST8 /46

丝竹空　TE23 /178

266

六画

地五会　GB42 /202

地仓　ST4 /44

地机　SP8 /74

耳门　TE21 /177

耳尖　EX-HN6 /244

耳和髎　TE22 /178

百虫窝　EX-LE3 /260

百会　GV20 /224

列缺　LU7 /25

夹脊　EX-B2 /251

至阳　GV9 /218

至阴　BL67 /139

光明　GB37 /199

曲池　LI11 /35

曲泽　PC3 /160

曲垣　SI13 /97

曲骨　CV2 /230

曲泉　LR8 /209

曲差　BL4 /104

曲鬓　GB7 /183

伏兔　ST32 /59

华盖　CV20 /240

血海　SP10 /75

囟会　GV22 /225

后顶　GV19 /223

后溪　SI3 /91

行间　LR2 /205

会阳　BL35 /121

会阴　CV1 /230

会宗　TE7 /169

合阳　BL55 /132

合谷　LI4 /31

冲门　SP12 /76

冲阳　ST42 /65

交信　KI8 /146

次髎　BL32 /120

关门　ST22 /53

关元　CV4 /231

关元俞　BL26 /117

关冲　TE1 /166

安眠　EX-HN18 /249

阳白　GB14 /187

阳交　GB35 /198

阳池　TE4 /168

阳谷　SI5 /92

阳纲　BL48 /128

阳陵泉　GB34 /197

阳辅　GB38 /199

阳溪　LI5 /32

阴包　LR9 /209

阴市　ST33 /59

阴交　CV7 /233

阴谷　KI10 /147

阴郄　HT6 /86

阴都　KI19 /152

阴陵泉　SP9 /74

阴廉　LR11 /210

七画

扶突　LI18 /39

志室　BL52 /130

劳宫　PC8 /163

极泉　HT1 /83

束骨　BL65 /137

步廊　KI22 /154

足三里　ST36 /61

足五里　LR10 /210

足临泣　GB41 /201

足窍阴　GB44 /203

足通谷　BL66 /138

听会　GB2 /181

听宫　SI19 /100

身柱　GV12 /219

肝俞　BL18 /112

肘尖　EX-UE1 /255

肘髎　LI12 /36

角孙　TE20 /177

鸠尾　CV15 /237

条口　ST38 /62

迎香　LI20 /40

库房　ST14 /49

肓门　BL51 /130

肓俞　KI16 /150

间使　PC5 /161

兑端　GV27 /227

完骨　GB12 /186

灵台　GV10 /218

灵道　HT4 /84

灵墟　KI24 /155

附分　BL41 /124

八画

环跳　GB30 /195

青灵　HT2 /83

肾俞　BL23 /115

昆仑　BL60 /134

委中　BL40 /124

委阳　BL39 /123

秉风　SI12 /96

侠白　LU4 /23

侠溪　GB43 /202

金门　BL63 /136

金津　EX-HN12 /247

命门　GV4 /215

郄门　PC4 /161

乳中　ST17 /51

乳根　ST18 /51

肺俞　BL13 /109

周荣　SP20 /80

鱼际　LU10 /27

鱼腰　EX-HN4 /243

京门　GB25 /192

京骨　BL64 /137

府舍　SP13 /76

定喘　EX-B1 /251

肩井　GB21 /190

肩中俞　SI15 /98

肩外俞　SI14 /97

肩贞　SI9 /95

肩髃　LI15 /37

肩髎　TE14 /174

建里　CV11 /235

居髎　GB29 /194

承山　BL57 /133

承光　BL6 /105

承扶　BL36 /121

承灵　GB18 /189

承泣　ST1 /42

承浆　CV24 /242

承筋　BL56 /132

承满　ST20 /52

经渠　LU8 /25

九画

带脉　GB26 /193

牵正　EX-HN16 /249

哑门　GV15 /221

胃仓　BL50 /129

胃俞　BL21 /114

胃脘下俞　EX-B3 /252

幽门　KI21 /153

复溜　KI7 /145

俞府　KI27 /156

食窦　SP17 /78

胆俞　BL19 /113

胆囊　EX-LE6 /261

胞肓　BL53 /131

独阴　EX-LE11 /263

急脉　LR12 /211

养老　SI6 /93

前谷　SI2 /90

前顶　GV21 /224

神门　HT7 /87

神封　KI23 /154

神庭　GV24 /226

神堂　BL44 /126

神道　GV11 /219

神阙　CV8 /234

神藏　KI25 /155

屋翳　ST15 /50

眉冲　BL3 /104

络却　BL8 /106

十画

素髎　GV25 /226

彧中　KI26 /156

缺盆　ST12 /48

秩边　BL54 /131

殷门　BL37 /122

胸乡　SP19 /79

脑户　GV17 /222

脑空　GB19 /189

脊中　GV6 /216

消泺　TE12 /173

海泉　EX-HN11 /247

浮白　GB10 /185

浮郄　BL38 /122

涌泉　KI1 /141

陶道　GV13 /220

陷谷　ST43 /65

通天　BL7 /106

通里　HT5 /85

十一画

球后　EX-HN7 /245

辄筋　GB23 /191

颅息　TE19 /176

悬枢　GV5 /216

悬厘　GB6 /183

悬钟　GB39 /200

悬颅　GB5 /182

偏历　LI6 /33

章门　LR13 /211

商丘　SP5 /71

商曲　KI17 /151

商阳　LI1 /30

率谷　GB8 /184

清冷渊　TE11 /172

渊腋　GB22 /191

液门　TE2 /166

梁门　ST21 /53

梁丘　ST34 /60

隐白　SP1 /69

颈百劳　EX-HN15 /248

维道　GB28 /194

十二画

期门　LR14 /212

厥阴俞　BL14 /110

颊车　ST6 /45

紫宫　CV19 /239

跗阳　BL59 /134

犊鼻　ST35 /60

筑宾　KI9 /146

筋缩　GV8 /217

脾俞　BL20 /113

腕骨　SI4 /92

然谷　KI2 /142

痞根　EX-B4 /253

阑尾　EX-LE7 /262

温溜　LI7 /33

滑肉门　ST24 /54

强间　GV18 /223

十三画

魂门　BL47 /128

督俞　BL16 /111

睛明　BL1 /102

照海　KI6 /144

颔厌　GB4 /182

腰阳关　GV3 /215

腰奇　EX-B9 /254

腰俞　GV2 /214

腰眼　EX-B7 /253

腰痛点　EX-UE7 /257

腹哀　SP16 /78

腹结　SP14 /77

腹通谷　KI20 /153

解溪　ST41 /64

廉泉　CV23 /241

意舍　BL49 /129

十四画

聚泉　EX-HN10 /246

龈交　GV28 /228

箕门　SP11 /75

魄户　BL42 /125

膈关　BL46 /127

膈俞　BL17 /112

膀胱俞　BL28 /118

膏肓　BL43 /125

瘈脉　TE18 /176

漏谷　SP7 /73

十五画及以上

璇玑　CV21 /240

横骨　KI11 /148

膝关　LR7 /208

膝阳关　GB33 /197

鹤顶　EX-LE2 /260

翳风　TE17 /175

翳明　EX-HN14 /248

瞳子髎　GB1 /180

髀关　ST31 /58

膻中　CV17 /238

膺窗　ST16 /50

臂臑　LI14 /37

臑会　TE13 /173

臑俞　SI10 /95

攒竹　BL2 /103

谚语　BL45 /127

蠡沟　LR5 /207

颧髎　SI18 /99